Bassam Hassan

Um olhar mais atento à neutropenia em cancros sólidos e hematológicos

Bassam Hassan

Um olhar mais atento à neutropenia em cancros sólidos e hematológicos

ScienciaScripts

Imprint

Cover image: www.ingimage.com

This book is a translation from the original published under ISBN 978-3-659-90919-1.

Publisher:
Sciencia Scripts
is a trademark of
Dodo Books Indian Ocean Ltd. and OmniScriptum S.R.L publishing group

120 High Road, East Finchley, London, N2 9ED, United Kingdom
Str. Armeneasca 28/1, office 1, Chisinau MD-2012, Republic of Moldova, Europe
Managing Directors: Ieva Konstantinova, Victoria Ursu
info@omniscriptum.com

Printed at: see last page
ISBN: 978-620-8-64541-0

BASSAM ABDUL RASOOL HASSAN
Departamento de Farmácia, Faculdade de Medicina, Universidade da Malásia,
50603 Kuala Lumpur, MALÁSIA HP :
+6-016-423-0950 bassamsunny@yahoo.com

Dedicação

Gostaria de dedicar este livro ao meu maravilhoso pai (Rasool) e à minha mãe (Basma).

AGRADECIMENTOS

Gostaria de expressar a minha profunda gratidão e o meu sincero agradecimento aos meus maiores apoiantes, aqueles que enchem a minha vida de cor, beleza e esperança e que, através dos seus sábios conselhos, sempre me ajudaram a fazer as escolhas certas: a minha família, em particular o meu grande e maravilhoso pai (Rasool) e a minha mãe (Basma).

Conteúdo

Capítulo 1
Introdução geral

Bassam Abdul Rasool Hassan[1] e Zuraidah Binti Mohd Yusoff [2]

[1] Departamento de Farmácia, Faculdade de Medicina, Universidade da Malásia, 50603 Kuala Lumpur, MALÁSIA;
[2] Disciplina de Farmácia Clínica, Escola de Ciências Farmacêuticas, Universidade Sains Malásia, 11800, Minden Penang, Malásia.

Cancro

Neste século, o cancro tornou-se um importante problema de saúde e ultrapassará as doenças cardíacas como causa de morte. O cancro pode afetar qualquer pessoa e a sua frequência aumenta com a idade (Carson-De Witt, 2002; Markman, 2002). Muitos investigadores começaram a utilizar o termo "risco ao longo da vida" para os doentes com cancro, que se refere à duração do desenvolvimento e da progressão do cancro até à morte. O cancro caracteriza-se por um crescimento celular descontrolado e pela capacidade das células cancerosas de metastizar e migrar do local de origem para diferentes partes do corpo. Existem muitos tipos de cancro, que podem ser subdivididos em cancros sólidos e hematológicos, e dois tipos de tumores: malignos e benignos.

Os cancros sólidos são massas irregulares de tecido que geralmente não contêm quistos ou líquido e podem ser benignos ou malignos. Os cancros sólidos têm o nome dos tipos de células que os formam (por exemplo, cancro da mama, cancro do pulmão e cancro da próstata). Os cancros hematológicos, por outro lado, assumem as propriedades fluidas do órgão que afectam (Gavhane Y. N. *et al.,* 2011). São principalmente originários e encontram-se no sangue, na medula óssea e no sistema linfático. O primeiro cancro hematológico, detectado em 1832, foi a doença de Hodgkin ou linfoma de Hodgkin. Desde então, foram identificados vários cancros hematológicos, incluindo vários tipos de leucemia, linfoma, mieloma, síndromes mielodisplásicas e doenças mieloproliferativas. Os cancros hematológicos representam um problema médico importante, uma vez que a sua incidência anual está a aumentar e são uma das principais causas de morte por cancro (Sannes, 2012).

Muitos efeitos secundários estão associados aos cancros sólidos e hematológicos, incluindo diarreia, obstipação, dor, perda de apetite, fadiga, caquexia e leucopenia, mas os principais efeitos secundários são as náuseas e os vómitos, a neutropenia, a anemia, a trombocitopenia e a hipercalcemia. É devido a estes efeitos secundários que o cancro é considerado prejudicial para a qualidade de vida (Dolan, 2005; Henry, 2005; Sitamvaram, 2005; Stephens, 2005).

Quimioterapia

A quimioterapia foi desenvolvida nos Estados Unidos da América no âmbito do programa de armas químicas durante a Primeira Guerra Mundial. Desde então, a quimioterapia tornou-se um dos principais tratamentos para o cancro. A quimioterapia pode curar alguns cancros e pode suprimir o crescimento ou impedir a propagação de outros. O seu principal mecanismo de ação consiste em destruir as células cancerosas, incluindo as que se separam do tumor principal e se espalham para o sangue, para o sistema linfático ou para outras partes do corpo. A quimioterapia mata estas células quer afectando diretamente o ADN da célula, quer afectando a mitose celular através da inibição da sua síntese, produção ou utilização (Weir-Hughes, 2005; Scurr *et al.,* 2005; Kelland, 2005).

No entanto, é importante notar que a quimioterapia é tóxica tanto para as células cancerígenas como para as células normais e, embora o objetivo da quimioterapia seja ser tão eficaz quanto possível com efeitos secundários toleráveis, os efeitos secundários mais ou menos graves continuam a ser comuns. É por isso que a administração da quimioterapia exige o envolvimento de vários profissionais clínicos e é necessário um acompanhamento atento do doente para ultrapassar os efeitos secundários (Weir-Hughes, 2005; Rizzo e Closs, 2002). Alguns doentes com cancro sofrem apenas efeitos secundários ligeiros, enquanto outros podem sofrer efeitos secundários graves que podem ser difíceis de gerir (Weir-Hughes, 2005; Rizzo e Closs, 2002).

Estes efeitos secundários são classificados da seguinte forma

Agudos: efeitos secundários que surgem nas 24 horas seguintes à administração da quimioterapia.

Retardados: efeitos secundários que se desenvolvem após 24 horas e até 6 a 8 semanas após a administração da quimioterapia.

Curto prazo: efeitos secundários que são uma combinação de efeitos agudos e retardados.

De início tardio ou a longo prazo: efeitos secundários que surgem meses ou anos após a administração da quimioterapia.

Previsto: efeitos secundários que se desenvolvem em 75% dos doentes.

Comuns: efeitos secundários que ocorrem em 25-75% dos doentes.

Pouco frequentes: efeitos secundários que ocorrem em menos de 15% dos doentes.

Raros: efeitos secundários que ocorrem em apenas 5% dos doentes.

Muito raros: efeitos secundários que ocorrem em menos de 1% dos doentes.

A ocorrência de efeitos secundários específicos varia consoante o regime de quimioterapia. Os efeitos secundários mais frequentes são as náuseas e os vómitos, a anemia, a neutropenia, a queda de cabelo, a hemorragia (trombocitopenia), a hiperuricemia, a mielossupressão óssea, a alopecia e a mucosite, devendo ser tidos em conta vários parâmetros para prevenir, reduzir e ultrapassar estes efeitos secundários (Abrams, 2001; Koda-Kimble *et al.,* 2002; Rizzo e Cloos, 2002). Este livro centra-se nos principais efeitos secundários da neutropenia, nas suas causas e tratamentos.

Capítulo 2

Célula neutrofílica

Bassam Abdul Rasool Hassan[1] **e Zuraidah Binti Mohd Yusoff**[2]

[1] Departamento de Farmácia, Faculdade de Medicina, Universidade da Malásia, 50603 Kuala Lumpur, MALÁSIA;
[2] Disciplina de Farmácia Clínica, Escola de Ciências Farmacêuticas, Universidade Sains Malásia, 11800, Minden Penang, Malásia.

As células neutrófilas, também conhecidas como leucócitos polimorfonucleares ou granulócitos, são um tipo de glóbulo branco. Foram descobertas por Elie Metchnikoff em larvas de estrelas-do-mar como uma resposta imune inflamatória à introdução de espinhos de rosas (Kumar e Sharma, 2010). Os neutrófilos são a primeira linha do sistema inato de defesa do hospedeiro, protegendo o organismo contra a invasão de microrganismos e a inflamação aguda. Estas células caracterizam-se principalmente pela sua capacidade de fagocitar bactérias, fungos, germes ou outros corpos estranhos no sangue, e provas recentes sugerem que os neutrófilos podem produzir moléculas anti-inflamatórias e factores que promovem a resolução da inflamação (Mantovani *et al.,* 2011).

Os neutrófilos representam cerca de 45-70% de todos os glóbulos brancos. O citoplasma dos neutrófilos contém grânulos, que contêm glicogénio e substâncias antibacterianas (Dale, 2005). São necessários 10 a 14 dias para produzir neutrófilos maduros, após os quais estes vivem apenas 6 a 10 horas (Dale, 2005; Frey, 1999). No entanto, no final dos anos 90, foi demonstrado que os neutrófilos podem sobreviver muito mais tempo do que isso, e outro estudo destacou certos factores que podem aumentar o seu tempo de vida, como o fator estimulador de colónias de granulócitos (G-CSF), o fator estimulador de colónias de granulócitos-macrófagos (GM-CSF), a interleucina-2, o interferão-gama, o fator de necrose tumoral e os glucocorticóides. Além disso, substâncias como o óxido nítrico destroem os neutrófilos ou estimulam a sua apoptose (Nwakoby *et al.,* 2001).

Síntese e produção de neutrófilos

Os neutrófilos são sintetizados e produzidos a partir de células estaminais hematopoiéticas na medula óssea. Dois terços da hematopoiese, ou seja, a síntese de células sanguíneas, são dedicados à criação destas células. As células estaminais hematopoiéticas são caracterizadas por um baixo fluxo sanguíneo e uma baixa tensão de oxigénio, enquanto as células estaminais mais maduras e em divisão ativa residem mais perto do lado abluminal dos sinusóides, a estrutura vascular especial da medula óssea. O recetor de quimiocinas CXCR4 é essencial para a localização das células estaminais e dos neutrófilos mais maduros na medula óssea (Borregaard, 2010). A supressão do CXCR4 resulta na libertação de neutrófilos maduros da medula óssea para a circulação sem afetar o tempo de vida dos neutrófilos circulantes pré-existentes (Eash *et al.*, 2009; Borregaard, 2010).

Os neutrófilos são produzidos a uma taxa regular de 1 a 2 x 10^{11} células por dia em humanos adultos normais. O G-CSF é essencial para ajustar a produção de neutrófilos para satisfazer as necessidades crescentes durante as infecções, mas um estudo em animais demonstrou que o G-CSF não é absolutamente necessário para a granulocitopoiese (Borregaard, 2010). A produção de neutrófilos é amplamente regulada pela taxa de apoptose dos neutrófilos. Quando os macrófagos e as células dendríticas fagocitam neutrófilos apoptóticos nos tecidos, a sua produção de interleucina 23 é reduzida (Borregaard, 2010).

O papel dos neutrófilos

Os neutrófilos são as primeiras células a responder a uma infeção ou inflamação e também enviam sinais de aviso a outras células imunitárias inatas (Kumar e Sharma, 2010). No caso de uma ameaça externa, os neutrófilos migram para os tecidos inflamados. Uma vez lá, estabelecem contacto e ligam-se aos tecidos e ao endotélio vascular próximo ou perto dos locais problemáticos através de receptores na sua superfície (Dale, 2005). Uma vez lá, entram em fagocitose e permanecem activos durante cerca de 2 a 6 dias (Mantovani *et al.*, 2011; Dale, 2005; Walker e Edwards, 2003). Estudos recentes também demonstraram que os neutrófilos são uma fonte importante de citocinas, que são cruciais para a sobrevivência, maturação e diferenciação das células B, e estão envolvidas na reabsorção óssea (Mantovani *et al.*, 2011).

Transmigração

Os neutrófilos têm frequentemente de transmigrar através do endotélio vascular ou do tecido antes de poderem contactar e ligar-se ao endotélio vascular ou ao tecido necessário (Dale, 2005). A transmigração ocorre principalmente em vénulas pós-capilares, onde o endotélio vascular é bastante fino; o diâmetro do vaso é suficientemente pequeno para os neutrófilos contactarem o endotélio vascular, mas suficientemente grande para não ser ocluído por estas células quando contactam e se ligam ao endotélio (Alcaide *et al.*, 2009; Woodfin *et al.*, 2010; Borregaard, 2010). A transmigração é um processo altamente regulado que requer a regulação positiva das moléculas de adesão dos neutrófilos e das células endoteliais. De facto, a ligação das moléculas de adesão dos neutrófilos e das células endoteliais aos seus ligandos pode induzir vias de sinalização intracelular e eventos a jusante, que, por sua vez, podem modular a transmigração dos neutrófilos, e a ligação de várias moléculas de adesão pode iniciar vias de transdução de sinal e induzir alterações celulares subsequentes (Qin *et al.*, 2001).

Fagocitose

Depois de se ligarem ao endotélio vascular ou ao tecido afetado, os neutrófilos ingerem os microrganismos invasores num processo conhecido como fagocitose. O mecanismo mais provável de fagocitose pelos neutrófilos é a sua capacidade de libertar enzimas líticas dos seus grânulos e de produzir intermediários reactivos de oxigénio (Frey, 1999; Dale, 2004; Dale 2005; Mantovani *et al.*, 2011). Os neutrófilos reconhecem diretamente moléculas ligadas à superfície ou livremente segregadas produzidas por bactérias, fungos, germes ou outros corpos estranhos no sangue (ou seja, moléculas derivadas de agentes patogénicos), tais como peptidoglicano, lipoproteínas, ácido lipoteicóico, lipopolissacárido, ADN contendo CpG e flagelina. Estas moléculas derivadas de agentes patogénicos, também conhecidas como padrões moleculares associados a agentes patogénicos, interagem diretamente com uma série de receptores de reconhecimento de padrões expressos na superfície dos neutrófilos. Os receptores de reconhecimento desempenham um papel no reconhecimento dos micróbios pelos neutrófilos, e a eficiência da fagocitose pelos neutrófilos é significativamente melhorada se os micróbios forem opsonizados com proteínas do hospedeiro, como complementos e/ou anticorpos (Kobayashi *et al.*, 2005).

Capítulo 3

Neutropenia

A neutropenia é definida como uma diminuição do número absoluto de neutrófilos no sangue. Os estudos epidemiológicos mostraram uma grande variação na ocorrência de neutropenia entre regiões geográficas, mas há muito poucos estudos que indiquem o número exato de casos de neutropenia (Munshi, 2000). Clinicamente, a neutropenia é definida como uma diminuição da contagem absoluta de neutrófilos (ANC) de mais de dois desvios-padrão abaixo do intervalo normal (Dale, 2005; Walker e Edwards, 2003; Frey, 1999; Frey e Granger, 2002; Linker, 2000). A ANC normal na população branca é de 1500 células/pl, ao passo que é mais baixa na população negra (1200 células/pl) (Linker, 2000). No entanto, mesmo uma ANC de 1000 células/pl confere uma proteção normal contra a infeção. Quando a ANC desce para 500-1000 células/pl, fala-se de neutropenia ligeira, e uma ANC de 200-500 células/pl de neutropenia moderada (Dale, 2005; Frey, 1999; Frey e Granger, 2002). Qualquer valor inferior a 200 células/pl é considerado neutropenia grave, um estado muito grave que exige hospitalização e tratamento com antibióticos (Frey, 1999; Frey e Granger, 2002).

A neutropenia grave é rara, mas pode causar mortalidade e morbilidade graves devido às infecções resultantes. °°A neutropenia febril é geralmente utilizada para descrever uma febre igual ou superior a 38,3 °C, uma temperatura oral igual ou superior a 38 °C que dura mais de uma hora e é acompanhada de neutropenia moderada ou de neutropenia moderada nas 48 horas seguintes (Bledsoe, *et al.*, 2005; Dale, 2005; AL-Ahwal, 2005; Lyman e Wilmot, 2006; Bassam *et al.*, 2009). A neutropenia febril está principalmente associada à quimioterapia, embora também possa ocorrer após radioterapia da medula óssea.

Efeito adverso da neutropenia

A neutropenia tem um efeito dramático e prejudicial na vida dos doentes. A fadiga é o sintoma predominante no local. É descrita pelos doentes como uma sensação de fraqueza, exaustão e cansaço. É descrita pelos doentes como uma sensação de fraqueza, exaustão e cansaço, e resulta numa redução da capacidade de realizar as actividades diárias. Também foram registados problemas psicológicos, como tristeza, ansiedade, baixa autoestima e incapacidade de desempenhar funções normais. °O doente tem geralmente febre de 38,5 C ou superior, associada a gengivite, hemorragia, estomatite ou arrepios ósseos, podendo também entrar em colapso (Verstraete *et al.,* 1997). Consequentemente, a neutropenia resultante da quimioterapia afecta a qualidade de vida do doente (Ashley *et al.*, 2004; Lyman e Wilmot, 2006; Ropka e Faan, 2007).

Para determinar a presença de neutropenia, deve ser pedido um hemograma completo para medir a contagem de neutrófilos. Se os resultados mostrarem uma NAN baixa, o hemograma deve ser repetido (Bolyard *et al.,* 1994). Após as análises ao sangue, pode ser efectuada uma biopsia da medula óssea para confirmar os resultados. As amostras de medula óssea são colhidas de duas localizações centrais do osso e de uma parte sólida e mais óssea do osso. Este procedimento é efectuado sob anestesia geral ou anestesia local com sedação, e as amostras são normalmente colhidas de um osso grande, como a pélvis, o ílio ou o esterno (Bolyard *et al.*, 1994; Munshi, 2000).

Prevalência e incidência de neutropenia

A neutropenia grave é rara, mas pode ser a causa de mortalidade e morbilidade graves devido às infecções daí resultantes. Os estudos epidemiológicos revelaram uma grande variação na ocorrência de neutropenia nas diferentes regiões geográficas. A incidência média de neutropenia nos Estados Unidos é de 56,4 casos por milhão de habitantes. Existem poucos ou nenhuns estudos que forneçam um número exato de casos de neutropenia.

(Neutropenia Association Inc. 1993 ; Munshi, 2000 ; Di maio *et al.*, 2005 ; Fortner *et al.*, 2005 ; Gabrilove, 2005; Timmer-Bonte *et al.*, 2005).

Diagnóstico de neutropenia

O diagnóstico de neutropenia é geralmente efectuado através das seguintes análises:

Hemograma completo

O primeiro teste a ser efectuado em caso de suspeita de neutropenia é um hemograma completo (CBC) ou uma contagem completa de células sanguíneas (CBC), que mede o número de neutrófilos. Se os resultados revelarem uma contagem baixa de neutrófilos, estes testes devem ser repetidos para garantir que a neutropenia está efetivamente presente (Bolyard *et al.*, 1994).

Aspiração da medula óssea / biópsia por trefina

Após uma análise ao sangue, pode ser efectuado um exame aos ossos para confirmar os resultados. A biopsia da medula óssea é efectuada através da colheita de amostras de medula óssea em dois locais: no centro do osso e na parte sólida do osso. Esta biópsia óssea é efectuada sob anestesia geral ou anestesia local com sedação. Estas amostras de medula óssea são geralmente colhidas em ossos grandes, como o grande osso pélvico, o ílio ou, por vezes, o esterno (Bolyard *et al.*, 1994).

Causas da neutropenia

A neutropenia tem sido associada a factores demográficos, doenças hematológicas, doenças auto-imunes, infecções, reacções a medicamentos, quimioterapia e radioterapia (Dale, 2005; Frey e Granger, 2002; Lyman e Wilmot, 2006). As doenças hematológicas, como a leucemia, a síndroma mielodisplásica, o linfoma de Hodgkin e não Hodgkin e o mieloma múltiplo, também demonstraram causar neutropenia (Dale, 2005). Estas doenças hematológicas causam uma destruição grave da medula óssea, o que, por sua vez, leva à destruição das células estaminais, impedindo ou reduzindo a produção de neutrófilos (Dale, 2005). A neutropenia também tem sido associada a doenças auto-imunes, como a eritromatose lúpica sistémica, a síndrome de SjOgren, a artrite reumatoide e a anemia aplástica. A neutropenia é geralmente ligeira na eritromatose lúpica sistémica, mas os doentes com síndrome de SjOgren ou artrite reumatoide podem ter neutropenia grave, o que os coloca em maior risco de infeção bacteriana ou fúngica (Dale, 2005).

Foi demonstrado que medicamentos como os diuréticos, a clorpromazina e o alopurinol causam neutropenia. Um dos mecanismos pode ser a toxicidade induzida pelo fármaco, dependente da dose, que afecta a produção celular, a síntese proteica, a medula óssea e a sobrevivência das células. Outro mecanismo pode envolver reacções imunológicas induzidas pelo fármaco, por exemplo, a ligação do fármaco à superfície dos neutrófilos pode levar à destruição celular e causar neutropenia. No entanto, estes mecanismos só ocorrem numa pequena percentagem de doentes e, para que ocorra neutropenia, o medicamento tem de ser tomado durante um período muito longo (Dale, 2005). A neutropenia está principalmente associada à quimioterapia e à radioterapia, que afectam a produção de ácido fólico, bem como a síntese de ADN, ARN e proteínas, actuando como antimetabolitos, o que resulta na destruição da medula óssea (Frey, 1999; Dale, 2005; Frey e Granger, 2002; Linker, 2000; Verstraete *et al,* 1997) e uma consequente redução da produção de neutrófilos.

Os medicamentos de quimioterapia também têm um efeito sobre as células sanguíneas, nomeadamente as células ósseas e os neutrófilos (Fortner *et al.*, 2005).

Diferenças de género na neutropenia

O sexo feminino é um fator de risco para a neutropenia e a neutropenia febril. Uma razão possível é o facto de a incidência de cancro ser geralmente mais elevada nas mulheres do que nos homens, numa proporção de 1:1,3 (National Cancer Registry of Malaysia, 2003). Em 2003, o Registo de Cancro de Penang indicou que a incidência de cancro nas mulheres era de 3745 (53,2%), em comparação com 3294 (46,8%) nos homens. Foi igualmente referido que 49% dos doentes com cancro sólido que desenvolvem neutropenia foram diagnosticados com cancro da mama. Dado que o cancro da mama afecta predominantemente as mulheres, este facto pode também explicar o maior número de mulheres com neutropenia (Wolf *et al.,* 2005; Lyman e Wilmot, 2006). Um estudo americano examinou os factores de risco associados à neutropenia em 2222 doentes e revelou associações significativas entre a gravidade da neutropenia e o sexo ($P=0{,}001$) e entre as complicações da neutropenia e o sexo ($P=0{,}004$) (Wolf *et al.,* 2005). No entanto, um estudo observacional retrospetivo de doentes com cancro sólido internados no Hospital de Penang em 2003-2006 revelou uma associação não significativa entre a incidência e a gravidade da neutropenia e o sexo (Bassam *et al.,* 2009). A principal razão para este facto é provavelmente a pequena dimensão da amostra.

Diferenças de idade na neutropenia

A neutropenia é mais comum em pessoas com 50 anos ou mais, devido a uma capacidade reduzida de produzir neutrófilos maduros (Frey e Granger, 2002; Dale, 2004; Lyman e Wilmot, 2006; Dale, 2005). De acordo com o Registo Nacional do Cancro da Malásia (2003), a incidência de cancro, em especial o cancro da mama, é também mais elevada neste grupo etário. Além disso, numa idade avançada, as doses de quimioterapia são geralmente reduzidas e a administração de G-CSF é aumentada (Lyman e Wilmot, 2006).

Num estudo, a neutropenia ocorreu principalmente em doentes com idades compreendidas entre os 50 e os 59 anos, e 75% dos doentes neutropénicos foram diagnosticados com cancro da mama (Yip e Omar Hasan Kasule, 2005). Outro estudo de 282 doentes com linfoma tratados com o regime de quimioterapia com ciclofosfamida, doxorrubicina, vincristina e prednisolona (CHOP) mostrou que o risco de neutropenia era mais elevado nos doentes com mais de 65 anos (Crawford, 2007). Um estudo retrospetivo realizado nos EUA encontrou uma associação significativa entre neutropenia, idade e género em 7.238 doentes com linfoma não-Hodgkin (Voelker *et al.*, 2004).

Diferenças étnicas na neutropenia

Também foi sugerido que o grupo étnico tem um efeito na ANC (Frey e Granger, 2002). Mas o principal fator de risco para a neutropenia por grupo étnico é o tipo de cancro, uma vez que alguns estão fortemente associados a grupos étnicos específicos. Por exemplo, o cancro da mama é o cancro sólido mais fortemente associado à neutropenia (Wolf *et al.*, 2005) e, de acordo com Kaur *et al.* (2007), a incidência mais elevada de cancro da mama em Penang verifica-se entre os chineses (62,5%), seguidos dos malaios (26,7%) e dos indianos (10,2%). Outro estudo realizado nos Estados Unidos encontrou uma associação significativa entre a neutropenia e a etnia em mulheres afro-americanas e brancas-americanas com cancro da mama em estádio I e II (Hershman *et al.*, 2003).

Capítulo 4

Neutropenia e cancro

Neutropenia em cancros sólidos

Foi demonstrado que a neutropenia está associada a cancros sólidos, em particular ao cancro da mama. De facto, cerca de 25% das doentes com cancro da mama desenvolvem neutropenia. Os doentes com cancro sólido têm geralmente uma função neutrofílica normal, uma vez que não estão imunodeprimidos. Por este motivo, muitos hospitais e centros oncológicos consideram que os doentes com cancro sólido apresentam um risco reduzido de neutropenia (Zia Rahman *et al.*, 1997; Rolston, 2001). Foi encontrada uma associação significativa entre o tipo de cancro e a duração da neutropenia, mas não entre o tipo de cancro e a gravidade da neutropenia (Koasak *et al.*, 2002). Um estudo de Ahwal (2005) mostrou que a associação entre neutropenia e cancro sólido não era significativa. Com efeito, a principal causa de neutropenia não é a presença de um cancro sólido em si, como demonstrado por um estudo retrospetivo de Penang, que indicou que o tipo de cancro sólido desempenhava um papel insignificante no aparecimento e/ou na gravidade da neutropenia (Bassam *et al.*, 2011).

Neutropenia e cancro hematológico

Os doentes com cancros hematológicos têm uma função anormal dos neutrófilos e, por conseguinte, são mais susceptíveis de sofrer de neutropenia. Além disso, alguns cancros hematológicos estão associados a deficiências imunitárias específicas que predispõem à infeção por determinados agentes patogénicos. Por exemplo, os doentes com leucemia aguda correm um risco acrescido de infecções graves por bactérias gram-negativas (GNB) devido a neutropenia quantitativa ou funcional. Os doentes com leucemia linfocítica crónica e mieloma múltiplo são susceptíveis a infecções bacterianas invasivas causadas por estafilococos e estreptococos, em especial pneumococos. Pelo contrário, os doentes com linfoma apresentam anomalias no sistema imunitário celular, o que conduz a um risco acrescido de infecções virais (por exemplo, vírus herpes simplex, HSV) e fúngicas (por exemplo, Cryptococcus).

As intervenções terapêuticas, como os corticosteróides, a quimioterapia, os transplantes de células estaminais e a radiação, também provocam deficiências nas defesas do hospedeiro (Sharma e Lokeshwar, 2005). A neutropenia induzida pela quimioterapia é o fator de risco mais comum para infecções bacterianas graves em doentes com cancros hematológicos. A função deficiente das células T em doentes submetidos a transplante alogénico de células estaminais está associada a uma maior suscetibilidade a infecções virais invasivas. Outras alterações induzidas pela terapêutica na colonização do hospedeiro, como a rutura das barreiras naturais da pele e das mucosas e a interferência na nutrição, também aumentam o risco de infeção. A gravidade da neutropenia, seja em consequência da doença ou da terapêutica, está diretamente relacionada com a incidência de infecções bacterianas e fúngicas graves. Verifica-se um aumento significativo da incidência de infecções graves na presença de neutropenia moderada ou grave (ANC <500 células/pl. Os doentes com uma ANC inferior a 100 células/ml têm o maior risco de infeção. A duração da neutropenia também contribui significativamente para o risco de infecções graves em doentes com cancros hematológicos. Este risco é significativamente mais elevado quando a NAN é mais baixa, e 100% dos doentes com NAN inferior a 100 células/ml durante 3 semanas ou mais desenvolvem uma infeção.

Foram descritos defeitos qualitativos na função dos neutrófilos em doenças malignas hematológicas. Estes incluem defeitos na quimiotaxia, fagocitose, capacidade bactericida e a ausência de uma explosão respiratória que acompanha a fagocitose.

Capítulo 5

Neutropenia e quimioterapia

Neutropenia induzida por quimioterapia

O tratamento com quimioterapia é um fator importante na incidência e gravidade da neutropenia. De facto, a principal causa de neutropenia não é a presença do cancro em si, mas sim os medicamentos quimioterapêuticos utilizados no tratamento do cancro. A actinomicina, a asparaginase, a citarabina, o busulfan, a cisplatina, a daunorubicina, o etoposido, o fluorouracil, a ifosfamida e o metotrexato são exemplos de fármacos quimioterapêuticos fortemente associados à neutropenia (Dale, 2005; Linker, 2000; kimble-koda, *et al.,* 2002). Os medicamentos quimioterapêuticos afectam a produção de ácido fólico, bem como a síntese de ADN, ARN e proteínas, actuando como antimetabolitos, o que resulta na destruição da medula óssea (Frey, 1999; Dale, 2005; Frey e Granger, 2002; Linker, 2000; Verstraete *et al,* 1997). Para além disso, os agentes quimioterapêuticos, incluindo

Os corticosteróides podem reduzir a fagocitose e a migração dos neutrófilos (Sharma e Lokeshwar, 2005).

A neutropenia induzida pela quimioterapia pode ter um efeito prejudicial na qualidade de vida dos doentes com cancro e pode também levar os médicos a reduzir as doses de quimioterapia. De facto, cerca de 50% destes doentes recebem menos de 85% das doses de quimioterapia recomendadas devido a neutropenia ou neutropenia febril (Lyman e Wilmot, 2006).

O cancro da mama parece ser o mais associado à neutropenia. As doentes com cancro da mama têm o maior risco de desenvolver neutropenia grave e neutropenia febril durante o primeiro ciclo de quimioterapia, e a probabilidade de desenvolver neutropenia em qualquer ciclo nestas doentes era de

78% (Lyman e Wilmot, 2006; Wolf *et al.,* 2005). Num estudo, a neutropenia levou ao adiamento da quimioterapia em 40% das doentes com cancro da mama e à redução das doses de quimioterapia em 25% (Lyman e Wilmot, 2006). A redução e o atraso do tratamento de quimioterapia podem levar a um aumento do crescimento das células cancerosas e do tamanho do tumor, reduzindo a eficácia da quimioterapia e, por conseguinte, a sobrevivência (Ashley *et al.,* 2004; Ropka e Faan, 2007). A neutropenia pode também aumentar o custo do tratamento do cancro, bem como a taxa e a percentagem de infeção (Gabrilove, 2006).

Buffoni *et al* (2006) estudaram o efeito dos medicamentos quimioterapêuticos cisplatina e vinorelbina em doentes com cancro do pulmão de células não pequenas. A combinação de cisplatina e vinorelbina revelou-se globalmente muito eficaz. No entanto, a neutropenia moderada e grave (63%) foi um dos principais efeitos secundários e o tratamento causou também três mortes, duas das quais devidas a febre neutropénica, sublinhando os perigos de um tratamento que, de outro modo, seria eficaz. Outro estudo efectuado por Banerji *et al* (2006) mostrou uma associação significativa entre neutropenia e etoposido e carboplatina ($P<0{,}0001$).

Nem todos os regimes de quimioterapia estão associados à mesma gravidade de neutropenia. Isto deve-se a diferenças substanciais na resistência do tecido hematopoiético e na tolerância à quimioterapia em doentes com cancro. Por exemplo, pode ocorrer neutropenia moderada a grave em doentes com cancros sólidos, particularmente cancro da mama, quando tratados com ciclofosfamida, metotrexato e fluorouracilo. Nos cancros sólidos, a neutropenia grave está também associada à intensidade dos regimes de quimioterapia (Dale, 2004). De facto, quando as doses de fármacos quimioterapêuticos como a epirrubicina, a cisplatina, a doxorrubicina, a vincristina, a capecitabina, a carboplatina e a bleomicina não são elevadas, não causam neutropenia. No entanto, estes medicamentos têm outros efeitos secundários importantes, como náuseas, vómitos, trombocitopenia, alopecia e anemia (Kern, 2001; Bow,

1998; Howland e Mycek, 2006). Este ponto também foi abordado por Yamanaka *et al* (2007), que realizaram um estudo em doentes com cancro gástrico avançado tratados com derivados orais de fluoropirimidina (S-1). O estudo mostrou que o desenvolvimento de neutropenia não era um preditor adequado de aumento da sobrevivência nestes doentes e que a ausência de neutropenia indicava que as doses do medicamento quimioterapêutico não eram farmacologicamente adequadas para causar este efeito secundário. Esta foi também a conclusão de um estudo observacional retrospetivo do Hospital de Penang, que observou que o regime de quimioterapia mais comum recebido foi 5-flurouracil + epirrubicina + ciclofosfamida (47, 40,2%), seguido de gemcitabina + cisplatina (6, 5,1%) e outros. A maioria dos doentes tinha um esquema de administração de um dia (90, 76,9%), seguido dos que tinham um esquema de mais de um dia (27, 23,1%). A análise estatística mostrou associações não significativas entre a duração da quimioterapia e o início e a gravidade da neutropenia (Bassam *et al.,* 2011). As principais razões para estes resultados foram o facto de as doses destes fármacos não serem suficientemente elevadas para causar neutropenia, o horário de administração de cada fármaco ser suficientemente longo para ultrapassar a neutropenia e ter havido uma utilização significativa de G-CSF, que desempenha um papel importante na redução da duração e gravidade da neutropenia. Por conseguinte, é importante utilizar as doses corretas dos medicamentos quimioterapêuticos para evitar a incidência de neutropenia fatal (Di maio *et al.,* 2005).

Impacto dos ciclos de quimioterapia e da calendarização na neutropenia

É preferível administrar a quimioterapia de forma contínua para obter a máxima eficácia e reduzir a resistência das células cancerosas. No entanto, como a quimioterapia também mata as células normais, deve ser interrompida durante o tempo suficiente para permitir a recuperação destas células. O período de tempo durante o qual a quimioterapia é administrada é também conhecido como um curso ou ciclo de quimioterapia. A incidência de neutropenia está fortemente associada ao primeiro ciclo de quimioterapia. Esta associação foi determinada por Crawford *et al* (2005), que estudaram mais de 100 regimes de quimioterapia diferentes, os mais comuns dos quais eram antraciclinas (35%), compostos de platina (33%) e fluorouracil (20%), em mais de 4000 doentes com cancro. A neutropenia foi documentada em 2 160 doentes após o primeiro ciclo de quimioterapia. A neutropenia ligeira foi observada em 43% dos doentes e a neutropenia grave em 24%. Catorze por cento dos doentes sofreram neutropenia febril, enquanto a neutropenia febril grave foi observada em 9%.

Um outro estudo americano indicou que metade de todos os casos registados de neutropenia ocorreram após o primeiro ciclo de quimioterapia, sobretudo em doentes com cancro da mama (Wolf *et al.*, 2005). Um estudo belga demonstrou que existia uma relação muito forte entre o ciclo de quimioterapia e o aparecimento de neutropenia. Incluiu 48 doentes com cancro do pulmão de células não pequenas tratados com três ciclos de paclitaxel, carboplatina e gemcitabina e indicou que a neutropenia induzida pela quimioterapia ocorreu no dia 8 e no dia 15 do primeiro ciclo, enquanto 34 de 42 doentes desenvolveram neutropenia no dia 15 do segundo ciclo. Do mesmo modo, 24 de 42 doentes desenvolveram neutropenia no dia 15 do terceiro ciclo (Schallier *et al.*, 2007). No entanto, não se registou uma relação significativa entre o ciclo de quimioterapia e a gravidade da neutropenia.

A gravidade da neutropenia pode também aumentar com os ciclos de quimioterapia (Kern, 2001). Qualquer programa com duração igual ou superior a um dia é controlado pelas caraterísticas farmacocinéticas e farmacodinâmicas de cada fármaco quimioterapêutico. Alguns destes fármacos, como os agentes alquilantes, podem causar uma supressão grave da medula óssea e devem ser administrados através do método de pulso, o que significa que são administrados durante um curto período (geralmente um dia) seguido de um longo intervalo antes da dose seguinte. Isto dá tempo para que a medula óssea e a neutropenia recuperem (Rugo, 2000). No caso do 5-flurouracil, um ciclo mais longo conduzirá à inibição da síntese de ARN nas células cancerosas, matando-as. No entanto, quando administrado em bolus único, inibe a síntese de timidilato, provocando efeitos secundários graves. O paclitaxel deve ser administrado num ciclo de um dia. Isto deve-se ao facto de o paclitaxel administrado durante mais de um dia resultar num aumento da toxicidade grave através da destruição da medula óssea, mas quando administrado durante apenas um dia produz o efeito anticancerígeno desejado com menos efeitos na medula óssea. No entanto, o intervalo padrão entre cada ciclo, seja de um dia ou mais, é de 21 a 28 dias. Este intervalo é suficientemente longo para permitir a recuperação da medula óssea e evitar a neutropenia. A quimioterapia deve ser administrada em doses de um dia ou mais para reforçar os seus efeitos anti-cancerígenos e reduzir ou prevenir os seus efeitos tóxicos (Scurr *et al.*, 2005; Larsson *et al.*, 1996; Glimelius *et al.*, 1998).

Papel da via de administração

A quimioterapia pode ser administrada sistemicamente, por via intravenosa (IV), oral ou intramuscular, ou localmente, por via intratecal, intraperitoneal, intra-arterial ou intrapleural. As vias de administração mais frequentemente utilizadas são a intravenosa e a oral. A vantagem destas vias é que as células cancerosas de todo o corpo são expostas à quimioterapia. A desvantagem é que os tecidos sensíveis, como a medula óssea e as membranas mucosas, também são expostos. Quando a quimioterapia é administrada por via intravenosa, toda a dose está na corrente sanguínea e pode atuar nas células cancerígenas. Este facto conduz também a um aumento dos efeitos secundários em comparação com a via oral, em que os medicamentos são absorvidos lentamente e a concentração aumenta gradualmente, o que não provoca efeitos secundários importantes. Por outro lado, a administração intravenosa pode levar a extravasamento, tromboflebite e infecções. No entanto, a neutropenia não está relacionada com a via de administração (Scurr *et al.*, 2005; Jassem *et al.* 2003).

Capítulo 6

Neutropenia e infeção

As fases da neutropenia abrangem a progressão da neutropenia ao longo do tempo e a probabilidade das infecções bacterianas, fúngicas ou virais resultantes (Greene, 2004; Agaliotis, 2004)

Os dias 0 a 7 de neutropenia são

associada ao aparecimento de uma infeção bacteriana a partir do trato gastrointestinal ou da pele. O fator contribuinte mais importante é a utilização incorrecta de antibióticos, que leva à produção ou ao desenvolvimento de bacteriemia devido à supressão de bactérias Gram-positivas (BMP) (Greene, 2004).

Durante o 7º-14º dia de neutropenia,

A infeção bacteriana tem sempre origem principalmente no trato gastrointestinal. O uso inadequado de antibióticos durante este período pode levar a uma falta de PBMs e GNPs aeróbicos, tornando-se os anaeróbios e as leveduras a principal causa de infeção. Todos estes factores levam a um aumento do crescimento de cândida no trato gastrointestinal, resultando em candidaemia, um novo risco para o doente. Os principais sinais de candidaemia são febre, dor de cabeça e arrepios no espaço de duas horas. Após 3 horas, a infeção por cândida passa do trato gastrointestinal para a corrente sanguínea e para o trato urinário. Este tipo de infeção por cândida coloniza o trato gastrointestinal. É considerada uma infeção comum em doentes neutropénicos, particularmente entre os dias 7 e 14 (Greene, 2004).

Dias 14 e mais

é a altura mais perigosa para os médicos e para os doentes. Nesta altura, os clínicos tentam prevenir a infeção nos doentes, que nesta fase são altamente propensos à infeção. Para além do trato gastrointestinal e da pele, as fontes endógenas de infeção incluem agora o trato respiratório. O ambiente hospitalar e o pessoal são também considerados fontes exógenas de infeção. As infecções virais com o vírus BK, *o* HSV e a varicela são perigosas durante este período. Uma caraterística importante deste período é o aparecimento de resistência bacteriana aos antibióticos. Isto é particularmente verdade para as bactérias GNB, como a *Escherichia coli* e *a Pseudomonas aeruginosa*. As principais causas de infeção anaeróbica durante este período são as *espécies de Clostridium* e *as espécies de Fusobacterium*, enquanto as infecções fúngicas incluem as espécies de *Candida albicans*, que são resistentes ao fluconazol (Greene, 2004).

Sintomas clínicos

Não existem sintomas específicos de neutropenia. A neutropenia em si é geralmente subtil, exceto no caso da neutropenia grave, em que os doentes podem desenvolver doença periodontal, problemas hepáticos, problemas renais, mucosite oral, úlceras rectais e pneumonia (Frey, 1999; Frey e Granger, 2002), que se podem manifestar por febre e sinais clínicos. Os doentes com neutropenia moderada ou grave induzida pela quimioterapia podem contrair infecções bacterianas ou fúngicas no sangue, que podem provocar gengivite, mucosite, diarreia e dores abdominais (Zinner, 1999). Schimpff (2001) concluiu que os sintomas clínicos da neutropenia estão associados à sua gravidade e à gravidade das infecções e lesões daí resultantes, que se correlacionam com a ANC. As infecções do trato respiratório, em particular a pneumonia, são comuns, seguidas das infecções do trato urinário e da pele. Todas estas infecções são afectadas pela dose de quimioterapia; doses elevadas conduzem a mucosite, úlceras, problemas abdominais e neutropenia (Frey e Granger, 2002; Kern, 2001; Dale, 2005; Schimpff, 2001; Bassam *et al.*, 2010). Muitos outros factores desempenham um papel na determinação da presença de sintomas clínicos, como a idade do doente, o cateter venoso central, a gravidade da infeção e a presença de bacteriemia (Kern, 2001; Zembower, 1998; Klastersky, 1998). A mucosite é o quarto efeito secundário mais comum em doentes neutropénicos, podendo resultar em colonização por GNB e bacteriemia, infeção sistémica ou infeção por HSV (Talcott e Rubenstein, 2001). A neutropenia pode levar a muitos tipos de infeção em doentes com cancro. A infeção do trato urinário está associada à Escherichia coli Gram-negativa. No entanto, esta é uma causa relativamente pouco frequente de febre em doentes neutropénicos e, por vezes, os sinais estão ausentes. Alguns dos sinais típicos associados à infeção do trato urinário são disúria, noctúria, frequência urinária e hematúria. A infeção do trato urinário é a infeção mais comum observada por Talcott e Rubenstein (2001). As infecções torácicas são o segundo tipo de infeção mais comum em doentes neutropénicos (Talcott e Rubenstein, 2001; Bassam *et al.*, 2010). Os doentes com infecções torácicas apresentam tipicamente tosse, expetoração e dispneia. Um terço dos doentes neutropénicos pode desenvolver pneumonia sem sinais de infeção respiratória, enquanto outros podem apresentar sinais como alteração do estado mental, dispneia e hipoxemia. Quando a pneumonia ocorre com o início da neutropenia, é normalmente causada por BGN, como as espécies Pseudomonas aeruginosa e Klebsiella.

Um estudo sobre infecções torácicas em doentes com neutropenia febril mostrou uma associação significativa entre sinais e sintomas de infeção torácica (taquipneia, sons respiratórios diminuídos, tosse, estertores e crepitações, dispneia, expetoração, pieira ou roncos e dor torácica) e neutropenia febril grave (Roy *et al.*, 2000). A tosse e a diminuição dos sons respiratórios ($P=0$,06) foram os dois sinais e sintomas mais fortemente associados à neutropenia grave. Estes resultados são explicados principalmente pela gravidade da imunossupressão devida à quimioterapia intensiva, pelas diferenças na população de doentes e pela seleção de doentes. Um outro estudo referiu que 60% dos doentes neutropénicos não apresentavam sinais ou sintomas e que os doentes neutropénicos com pneumonia, particularmente aqueles com ANC >1000 células/pl, apresentavam sinais de produção de expetoração purulenta, ao passo que os doentes com neutropenia grave (ANC <100 células/pl) não (Bodey, 2000). Apenas 8% dos doentes com neutropenia grave produziram expetoração purulenta, em comparação com 97% dos outros doentes neutropénicos. No Japão, Urabe (2004) demonstrou que uma percentagem muito pequena de doentes neutropénicos apresentava sinais ou sintomas clínicos. No entanto, Urabe recomendou o exame dos locais de infeção esperados, como a pele, os olhos, os pulmões, a parte inferior do esófago e a faringe. Recomendou também a realização de culturas fúngicas e bacterianas em amostras de sangue e urina para detetar a causa exacta da infeção, caso exista.

Outro estudo envolveu 429 doentes que tinham recebido busulfan, ciclofosfamida, carmustina e etoposido para o tratamento de tumores sólidos (Wardley *et al.,* 2000). Quatrocentos e vinte e cinco (99%) doentes desenvolveram mucosite oral, 289 (67,4%) desenvolveram neutropenia moderada a grave e alguns desenvolveram trombocitopenia. Não houve associação significativa entre a mucosite oral e a neutropenia ou a trombocitopenia grave, nem entre a toxicidade hematológica (neutropenia e trombocitopenia) e a toxicidade não hematológica (mucosite) ($P=0,24$). No entanto, a mucosite foi significativamente associada aos fármacos quimioterapêuticos ($P<0,00005$).

Causas de infeção em doentes neutropénicos

Os doentes neutropénicos têm um maior risco de infeção com PBMs, GNBs, fungos ou vírus (Linker, 2000). Aproximadamente 60% dos doentes estão infectados com PBMs, que incluem *estafilococos coagulados negativos* e *estafilococos epidérmicos,* e 30% estão infectados com GNBs, como *Escherichia coli,* espécies de *Klebsiella* e *Pseudomonas aeruginosa.* Dez por cento contraem infecções fúngicas, como *Candida* e *Aspergillus* (Flaherty, 1999). Estas infecções são consideradas secundárias, mas podem tornar-se infecções primárias se a neutropenia persistir durante mais de 10 dias (Mitchell, 1999). Devem ser efectuadas hemoculturas para detetar infecções bacterianas e fúngicas, uma a partir do cateter venoso central e outra a partir da veia periférica (Mitchell, 1999). A aspiração e a biopsia óssea também devem ser efectuadas para determinar a causa da infeção (Mitchell, 1999). As infecções virais ocorrem principalmente em receptores de transplante de medula óssea. Estes vírus incluem geralmente o HSV, o citomegalovírus (CMV) e a varicela zoster, que é a mais perigosa em doentes neutropénicos (Mitchell,

1999; Bassam *et al.*, 2010).

Infeção bacteriana

Na década de 1970, a infeção por GNB era responsável por 60-70% de todas as infecções. Em meados da década de 1980, a PBM tornou-se a infeção bacteriana predominante, mas, nas últimas três décadas, a infeção por GNB tem sido a infeção predominante em doentes neutropénicos (Linker, 2000; Kimble-koda, *et al.*, 2002; Zinner, 1999; Sylvester, 2003; Bassam *et al.*, 2010). Apesar disso, certos factores podem levar os doentes neutropénicos a serem infectados por GNB e não por GPB, como a gravidade da neutropenia. A neutropenia grave pode alterar a flora orofaríngea a favor dos BGN. A aspiração destes BGNs para a orofaringe conduzirá a uma infeção respiratória. Outro fator de risco importante é a utilização excessiva de antibióticos, que pode levar a alterações rápidas e radicais da flora indígena. O ambiente hospitalar e o pessoal médico são outras fontes importantes de infecções por BGN (Bodey *et al.*, 1966; Schimpff, 2001; Bassam *et al.*, 2010).

Os medicamentos e os regimes quimioterapêuticos também desempenham um papel na transição da infeção por PBM para GNB. Estes regimes causam geralmente uma destruição grave do epitélio do intestino grosso e delgado, impedindo a renovação epitelial e rompendo esta frágil barreira. Isto pode levar à invasão bacteriana por GNB a partir do trato gastrointestinal (Dale, 2004). Os doentes neutropénicos estão também predispostos à infeção por organismos que normalmente se encontram na superfície do corpo, incluindo *Staphylococcus aureus, espécies de Streptococcus* e outras infecções bacterianas com origem em GNB do trato gastrointestinal. Todos estes factores são reforçados por fármacos quimioterapêuticos (Dale, 2005). Além disso, a utilização prolongada de antibióticos beta-lactâmicos, em particular ceftazidima e aztreonam, ou flouroquinolonas, pode aumentar a incidência de GNB.

ou o desenvolvimento de resistência dos GNB aos beta-lactâmicos, nomeadamente em *Escherichia coli* e *Klebsiella pneumonia* (Hany Ariffin, 2002; Kern, 2001).

Um estudo efectuado em Kuala Lumpur, na Malásia, revelou uma predominância de GNB, principalmente das *espécies Escherichia coli* e *Klebsiella* (Baskaran *et al.*, 2007). Os investigadores concluíram que a principal causa da predominância de GNB foi a utilização de monoterapia antibiótica à base de ceftazidima, cefepima e piperacilina-tazobactam. Outra possível razão é a fibronectina, que se encontra na superfície das células epiteliais da orofaringe. Normalmente, a fibronectina liga-se apenas ao GPB e não ao GNB, mas a fibronectina pode ser danificada pela idade, pela gravidade da doença oncológica e pelas doses de quimioterapia. Esta lesão permite que o GNB se ligue às células epiteliais, o que poderia levar à colonização, nomeadamente na região orofaríngea. Isto explicaria igualmente a elevada incidência de pneumonia induzida por GNB em doentes idosos com cancro avançado, em comparação com doentes saudáveis (Greene, 2004; Sveinbjornsdottir *et al.*, 1991). Um estudo de 513 doentes neutropénicos também concluiu que os GNB eram a principal causa de infeção, incluindo *Escherichia coli, espécies de Pseudomonas, espécies de Salmonella* e *Enterobacteriae* (Cordonnier *et al.*, 2005). No seu estudo, a predominância de GNB foi associada à idade superior a 45 anos, à administração recente de beta-lactâmicos, à presença de arrepios e sintomas urinários e à ausência de descontaminação do intestino com colimicina e aminoglicosídeos. Além disso, os locais mais vulneráveis à infeção em doentes neutropénicos são a pele, a mucosa oral, o trato gastrointestinal, a área perirectal, os seios nasais e o trato respiratório, sendo o GNB o tipo bacteriano mais predominante nestes locais (Edwards *et al.*, 2005).

Akan (2003) referiu que as principais causas da predominância de GNB eram a presença de um cateter venoso central, o longo internamento hospitalar, o tipo de antibióticos e a duração prolongada da neutropenia. Haupt *et al* (2001) efectuaram um estudo retrospetivo em Itália de 982 crianças com

e demonstrou que, dos 257 casos de infeção bacteriana, 58% estavam associados a tumores sólidos.

neutropenia. Sessenta e dois por cento de todos os doentes tinham uma única infeção por BPC e 23%

tinham uma infeção por BNG. Apenas 7% dos doentes apresentavam infecções bacterianas múltiplas. Hupat e colegas referiram que, entre os BPC únicos, *o Staphylococcus aureus* era predominante no primeiro ano (1985) do estudo, enquanto *o Staphylococcus coagulase-negativo* era predominante no último ano (1996). Hupat e colegas também mostraram que a taxa de infeção por GPB diminuiu 5,9% por ano, enquanto a de GNB aumentou 3,4% por ano, o que significa que, ao longo do tempo, a infeção por GNB se tornou predominante. Hupat e colegas referiram ainda que a infeção bacteriana estava associada à dose de quimioterapia e que a principal causa de infeção por GNB em doentes com cancro sólido era o mau posicionamento do cateter venoso central.

Infeção fúngica

O reino dos fungos é vasto, contendo mais de 100.000 espécies, mas apenas 200 delas causam infecções nos seres humanos (Dale, 2005). Infelizmente, nos últimos anos, as infecções fúngicas evoluíram de tal forma que são agora consideradas uma ameaça à vida. Isto é particularmente preocupante em doentes que estão em risco constante de infeção, como os doentes com o vírus da imunodeficiência humana, os doentes neutropénicos, os receptores de transplantes e os doentes em terapia imunossupressora (Richardson e Warnock, 2003). A infeção fúngica ocorre geralmente onde os fungos são abundantes. É mais lenta do que a infeção bacteriana e ocorre normalmente através da inalação de esporos ou da inoculação direta na pele (Dale, 2005).

Infeção viral

As infecções virais são comuns na maioria das pessoas. Geralmente causam uma sensação desagradável, mas não são perigosas para as pessoas saudáveis. No entanto, para os doentes com cancro, especialmente os que sofrem de neutropenia, pode ser muito perigoso devido ao enfraquecimento do seu sistema imunitário. Os vírus mais comuns nos doentes neutropénicos são geralmente os vírus do herpes, em especial o HSV, o CMV, os vírus respiratórios, os adenovírus e outros vírus gastrointestinais. As infecções virais nos doentes neutropénicos são mais frequentes e mais graves do que nos indivíduos imunocompetentes. Estas infecções provocam geralmente lesões e úlceras na boca e na pele, que podem demorar mais tempo a cicatrizar nos doentes neutropénicos. Esta ulceração prolongada pode também predispor os doentes a infecções bacterianas e fúngicas no local da úlcera e a bacteriemia, que pode propagar-se e causar infecções graves noutras partes do corpo, como o fígado e os pulmões (Frey e Granger, 2005; Wood, 1998).

Locais comuns de infeção em doentes neutropénicos

Os locais mais comuns de infeção em doentes neutropénicos são a orofaringe, a pele, particularmente em locais danificados e/ou invadidos, os pulmões e o perirectum, geralmente devido a danos na barreira mucosa ou disfunção ou obstrução do trato ciliar. Estas infecções são frequentemente adquiridas no decurso de procedimentos hospitalares e o risco de infecções em diferentes locais por bactérias de origem desconhecida em doentes neutropénicos é mais elevado do que em pessoas normais. Isto deve-se principalmente ao facto de o processo de cicatrização em doentes neutropénicos ser mais lento e de o número de organismos necessários para induzir uma infeção ser significativamente menor (Schimpff, 2005; Bassam *et al.*, 2010; Freifeld *et al.*, 2011).

Seios nasais e passagens nasais

Os seios nasais e as passagens nasais são um dos locais mais comuns de infeção em doentes neutropénicos com cancro. Os factores mais críticos nestas infecções são a sinusite crónica anterior e/ou os pólipos nasais. A maioria dos doentes não apresenta sinais ou sintomas clínicos de infeção, embora alguns possam apresentar sinais e sintomas como dor de cabeça e/ou dor facial. Os agentes etiológicos responsáveis pela infeção deste local incluem PBMs como *Streptococcus aureus* e *Streptococcus pneumoniae* e/ou GNB. Em alguns casos, trata-se de infecções mistas que incluem organismos anaeróbios (Talcott e Rubenstein, 2005; Claire *et al.*, 2011).

Boca e orofaringe

A boca e a orofaringe são também locais comuns de infeção em doentes neutropénicos. O problema associado mais crítico é a mucosite, a rutura da barreira mucosa da boca e da orofaringe. A mucosite cria uma porta de entrada para agentes patogénicos poderosos na corrente sanguínea. A causa predominante de febre em doentes neutropénicos é a infeção periodontal, uma vez que estas lesões orais podem ser colonizadas por GNB e levar a bacteriemia. Além disso, os estreptococos alfa-hemolíticos são capazes de atravessar as barreiras da mucosa e atingir a corrente sanguínea. O HSV também pode estar presente no local em doentes com mucosite e pode causar danos extensos na mucosa e atraso na cicatrização (Talcott e Rubenstein, 2005; Rapoport, 2011).

Esófago

A mucosite da boca e da orofaringe pode ser transferida para a superfície mucosa do esófago. Isto pode provocar ardor e disfagia, levando os clínicos a considerar episódios febris. O CMV e o HSV são agentes patogénicos críticos na inflamação do esófago e verificou-se que a candidíase orofaríngea coexiste com a candidíase esofágica. As náuseas e/ou vómitos crónicos são os principais sintomas clínicos associados à infeção do esófago (Talcott e Rubenstein, 2005; Claire *et al.*, 2011).

A esofagite no esófago distal é frequentemente o resultado de lesões da mucosa induzidas pela quimioterapia, exacerbadas pelo refluxo ácido associado aos vómitos induzidos pela quimioterapia. Para além da depuração deficiente do muco das vias respiratórias, esta situação leva à aspiração de organismos durante o sono, resultando numa infeção local, que não é controlada pelos neutrófilos ou macrófagos pulmonares, levando à pneumonia.

Fígado, vesícula biliar e pâncreas

Pode suspeitar-se de infeção do fígado, em particular do trato hepatobiliar, na presença de dor no quadrante superior, febre e elevação das fosfatases alcalinas, bilirrubina, lipase e/ou transaminases. Se estes critérios estiverem preenchidos, a avaliação inicial deve incluir ecografia, TAC e/ou RMN. Os agentes patogénicos mais importantes nestes locais são os enterococos resistentes à vancomicina (VRE) e as espécies de *Candida*. Além disso, os médicos devem ter em conta que a presença de febre, associada a uma bilirrubina, transaminases e fosfatase alcalina elevadas, pode não ser o resultado de uma infeção, mas sim de um efeito adverso de medicamentos concomitantes. Por conseguinte, é muito importante reavaliar o perfil medicamentoso de um doente se estes sintomas forem comunicados (Talcott e Rubenstein, 2005).

Intestinos e cólon

A principal fonte de infeção nos intestinos e no cólon é a mucosite gastrointestinal. Os principais sintomas clínicos associados são dor abdominal e diarreia sem hemorragia. Os testes laboratoriais e as culturas de fezes devem centrar-se na deteção de *Giardia, Salmonella, Shigella* e *Cryptosporidium*. Em casos raros, a causa da infeção será *Strongyloides*, que pode levar a obstrução intestinal e peritonite. A tiflite é normalmente observada em doentes com leucemia aguda que receberam quimioterapia em doses elevadas. A principal causa de infeção é a bactéria *Pseudomonas aeruginosa*. Os principais sintomas são dores abdominais, febre e diarreia.

A endoscopia, a TAC e as culturas de fezes são muito importantes para obter uma imagem clara destes casos. Além disso, são essenciais os cuidados de apoio aos doentes com diarreia maciça através da hidratação e da reposição de electrólitos (Talcott e Rubenstein, 2005; Claire *et al.*, 2011).

Perirectum e virilha

Em alguns casos, a dor no perirecto e na virilha resulta de uma história de fissuras rectais ou hemorróidas, e o exame destas áreas pode revelar eritema discreto, endurecimento e/ou flutuação. Os GNB são as principais bactérias responsáveis pela infeção perirectal, e aproximadamente 10% dos doentes sofrem de choque. Em infecções perirectas significativas, as culturas podem indicar que a causa principal é uma mistura de organismos entéricos gram-negativos, anaeróbios e enterococos. A infeção por Candida também pode desempenhar um papel na incidência de infeção nestas áreas.

A experiência clínica tem demonstrado que as infecções perirectas ocorrem principalmente em doentes com leucemia aguda (particularmente leucemia monocítica e mielomonocítica) (Talcott e Rubenstein, 2005; Rapoport, 2011).

Pele, tecidos moles e feridas

Nos doentes neutropénicos, muitos dos sinais e sintomas associados à infeção cutânea são atenuados. A infeção cutânea nestes doentes pode ser um sinal de infeção em torno de um dispositivo de acesso vascular ou pode dever-se a um processo hematogénico associado a uma infeção bacteriana. O tamanho das lesões dos tecidos moles tem uma relação oposta com o resultado do tratamento, sendo que apenas 43% dos doentes apresentam uma resposta significativa à terapêutica antibiótica inicial quando as lesões dos tecidos moles são superiores a 5 cm. Em contrapartida, quando as lesões dos tecidos moles são pequenas, 87% dos doentes apresentam uma resposta significativa à terapêutica antibiótica inicial. Além disso, verificou-se que as lesões dos tecidos moles com mais de 5 cm ou com necrose central apresentavam um mau resultado clínico.

Os principais organismos responsáveis pelas lesões dos tecidos moles e pelas infecções das feridas são o S. aureus, os estafilococos coagulase-negativos, os GNB, como a *Pseudomonas Aeruginosa* e *a Stenotrophomonas maltophilia*, e as infecções mistas gram-negativas/anaeróbias. Além disso, verificou-se que o HSV e a varicela zoster podem desempenhar um papel importante na incidência de infecções cutâneas em doentes neutropénicos. É muito importante que os clínicos sejam precisos na deteção da principal causa de infecções cutâneas em doentes neutropénicos (Talcott e Rubenstein, 2005; Rapoport, 2011).

Trato respiratório

As infecções do trato respiratório são muito comuns nos doentes neutropénicos. Os sintomas predominantes são a tosse, a dispneia e a expetoração. Um terço dos doentes neutropénicos com infeção do trato respiratório não apresenta sinais ou sintomas clínicos, e as radiografias do tórax parecem frequentemente normais na avaliação inicial de doentes neutropénicos febris com pneumonia. As caraterísticas mais óbvias dos doentes neutropénicos com pneumonia são as alterações do estado mental, a dispneia grave e a hipoxemia. Os principais organismos responsáveis pelas infecções/pneumonia do trato respiratório em doentes neutropénicos são *Pseudomonas Aeruginosa,* espécies de *Klebsiella* e *Enterobacteriaceae*. Os vírus sazonais podem desempenhar um papel crítico, incluindo o vírus sincicial respiratório, o vírus da gripe e o CMV.

A avaliação clínica deve centrar-se inicialmente na hemocultura e no exame da expetoração para detetar bactérias, fungos e micobactérias. A tomografia computorizada também é recomendada para os doentes com infiltrados intersticiais. Outros testes laboratoriais, como ensaios de antigénio fúngico, também podem ser realizados em determinadas situações (Talcott e Rubenstein, 2005; Rapoport, 2011).

Trato urinário

Os sinais e sintomas normalmente associados a uma infeção do trato urinário são a disúria, a noctúria e a hematúria. No entanto, devido à ausência de resposta inflamatória nos doentes neutropénicos, muitos destes sintomas estão ausentes. Além disso, as infecções do trato urinário raramente causam febre em doentes neutropénicos. Os principais organismos responsáveis pela infeção em doentes neutropénicos são a Escherichia coli e outros GNB, bem como os enterococos, uma vez que muitos tipos de regimes antibióticos empíricos iniciais não proporcionam uma cobertura adequada contra os enterococos (Talcott e Rubenstein, 2005).

Neutropenia e febre

A principal razão para a febre em doentes neutropénicos é a infeção (Flaherty, 1999), e a febre é o único indicador de infeção nestes doentes, uma vez que todos os outros sinais podem estar atenuados ou ausentes. A febre é o único sinal aceite para diferenciar os doentes neutropénicos dos doentes neutropénicos febris. Uma temperatura superior a 38°C na ausência de qualquer causa ambiental óbvia é geralmente considerada como febre (Rolston, 2001; Schimpff, 2001; Talcott e Rubenstein, 2001). A febre inexplicada em doentes com cancro sólido é muito frequente (65%) e a incidência de infeção é inversamente proporcional ao NAN, ou seja, o risco de febre com neutropenia aumenta 10% por cada dia em que o NAN permanece <0,5 x 10^9 células/L (Dale, 2004; Rolston, 2001; Schimpff, 2001; Bassam *et al.*, 2010). Quinze a 20% das febres estão associadas a bacteriemia ou infeção fúngica (Flaherty, 1999). Uma vez que a febre é considerada uma emergência em doentes neutropénicos ( ), o clínico deve concentrar-se na história, ou seja, na hora de início da febre, no exame físico e nos testes laboratoriais, ou seja, hemograma, contagem de plaquetas, electrólitos séricos, creatinina, BUN, enzimas hepáticas, bilirrubina, fosfatos alcalinos e cultura e testes de sensibilidade (Talcott e Rubenstein, 2001). °Quando um doente neutropénico tem um NAN <500 células/pl e uma temperatura oral de 38,3 C ou superior durante 1 hora, tem neutropenia febril (Flaherty, 1999; Bassam *et al.*, 2010; Bassam *et al.*, 2011).

Um estudo americano mostrou uma associação significativa entre a febre e a gravidade da neutropenia, mas nenhuma associação entre a febre e a incidência de neutropenia (Rahman *et al.*, 1997). No entanto, um estudo prospetivo não registou qualquer associação entre a febre e a incidência ou gravidade da neutropenia (Uys *et al.*, 2004). Dos 80 doentes neutropénicos febris deste estudo sul-africano, 58 foram considerados como estando em baixo risco de infeção e 22 em alto risco. A duração média da febre nos grupos de baixo e alto risco foi inferior a 24 horas. Tanto no grupo de baixo risco como no de alto risco, registaram-se associações não significativas entre a febre e a neutropenia ($P=0,124$). A associação entre a duração da febre e a neutropenia também não foi significativa

($P=0,778$).

Importância do diagnóstico inicial e/ou da avaliação dos doentes neutropénicos febris

A avaliação inicial dos doentes neutropénicos febris deve ser efectuada da forma mais rápida e completa possível. Esta avaliação deve ter em conta o facto de a neutropenia alterar significativamente a resposta inflamatória do hospedeiro, dificultando a deteção da infeção, e de a infeção não diagnosticada ou não tratada poder ser fatal. Os sinais e sintomas clínicos clássicos de infeção estão frequentemente ausentes nestes doentes, pelo que deve ser feita uma história cuidadosa e um exame físico detalhado para procurar sinais subtis de inflamação. Este exame deve ser repetido por rotina em doentes neutropénicos persistentemente febris (Sharma e Lokeshwar, 2005; Talcott e Rubenstein, 2005).

Mesmo uma indicação subtil de inflamação deve ser considerada como um sinal de infeção. O eritema perianal mínimo e a sensibilidade podem progredir rapidamente para celulite perianal. Um eritema mínimo ou uma secreção serosa ao nível de um cateter de Hickman podem anunciar uma infeção do túnel ou do local de saída. Deve prestar-se especial atenção aos locais infectados por cáries ou susceptíveis de atuar como focos de propagação da infeção, como a orofaringe, os pulmões, os seios paranasais, o períneo e os locais de inserção de cateteres vasculares. Devem ser obtidas pelo menos duas séries de hemoculturas e culturas de outros locais adequados (por exemplo, garganta, urina, fezes) para determinar a presença de bactérias e fungos antes de se iniciar a terapêutica antibiótica empírica. Nos doentes com cateteres venosos centrais, devem ser obtidas culturas simultâneas dos cateteres e de um local periférico. As culturas devem ser repetidas diariamente enquanto os doentes permanecerem febris (Sharma e Lokeshwar, 2005; Talcott e Rubenstein, 2005).

Todos os doentes neutropénicos febris devem fazer uma radiografia do tórax para detetar e/ou identificar lesões pulmonares. Devem ser realizadas radiografias ou tomografias computorizadas dos seios paranasais nos doentes em que estes sejam potenciais fontes de infeção. As técnicas de imagiologia, como a TC, a RMN, a ecografia e os radionuclídeos, bem como os métodos invasivos, como a broncoscopia, a biópsia pulmonar, hepática ou cutânea, podem ser muito úteis na identificação dos locais de infeção. No entanto, a presença de trombocitopenia impede frequentemente a utilização de técnicas de diagnóstico invasivas (Sharma e Lokeshwar, 2005; Talcott e Rubenstein, 2005).

Hemocultura em doentes neutropénicos com febre

São necessários testes de cultura e de sensibilidade para determinar a presença ou ausência de infeção em doentes neutropénicos que apresentem febre (Wade 2001). De acordo com as diretrizes da National Comprehensive Cancer Network (NCCN®), os médicos devem concentrar-se na determinação dos organismos causadores e do local da infeção. Devem ser colhidas duas amostras de sangue de volume adequado (20-40 ml) para cultura: uma do local periférico e outra do cateter venoso central. Isto permitirá identificar a infeção e diferenciá-la da contaminação. A observação e revisão frequentes das hemoculturas, do hemograma e da cultura e o exame dos fluidos corporais dos doentes neutropénicos continuam a ser os parâmetros mais importantes para o diagnóstico e tratamento da neutropenia e de qualquer infeção associada (Dale, 2004). Apesar do seu elevado custo, os testes de cultura e sensibilidade devem ser repetidos três dias após o primeiro teste devido a um possível crescimento bacteriano. No entanto, mesmo após o segundo teste de cultura e sensibilidade, mais de metade dos doentes neutropénicos e neutropénicos febris permanecerão negativos (Lyman e Wilmot, 2006; Hughes *et al,* 2002; Wade, 2001; Bassam *et al,* 2010).

Um estudo realizado por Gillespie e Masterton (1998) no Reino Unido salientou que os testes de cultura e de suscetibilidade ajudaram os médicos a determinar a principal causa da infeção, o que, por sua vez, permitiu a seleção de antibióticos para tratamento. Um outro estudo realizado na Malásia em doentes com leucemia mieloide aguda (LMA) e linfoma não-Hodgkin (27,6%) revelou culturas positivas em 73 (62,9%) doentes neutropénicos (Baskaran et al. 2004), bem como a importância da cultura e do teste de sensibilidade na seleção do antibiótico específico necessário para debelar a infeção bacteriana (Baskaran *et al.*, 2007).

Pontuação de risco para doentes com neutropenia febril

A distinção entre doentes neutropénicos febris de alto risco e de baixo risco tem uma influência significativa nas escolhas que os médicos fazem, as quais, por sua vez, afectam a qualidade de vida dos doentes e os custos médicos globais (Sharma e Lokeshwar, 2005). A gravidade da neutropenia é o fator de risco mais importante. Os doentes com neutropenia moderada (ANC <500 células/pl) têm um risco ligeiramente aumentado de infeção, e os doentes com neutropenia grave (ANC <100 células/pl) têm o risco mais elevado. Os doentes cuja contagem de granulócitos é suscetível de melhorar ou recuperar no prazo de uma semana são geralmente considerados como estando em baixo risco de problemas, com exceção do desenvolvimento de febre. Considera-se que os doentes de alto risco são aqueles que apresentam neutropenia durante um período prolongado, definido na prática como mais de 7 dias (Sharma e Lokeshwar, 2005).

A Multinational Association of Cancer Supportive Care (MASCC) desenvolveu recentemente um sistema de pontuação validado internacionalmente para distinguir os doentes neutropénicos febris de baixo risco dos de alto risco, sendo que uma pontuação mais elevada indica uma maior probabilidade de resolução da febre sem quaisquer sinais de infeção complicações graves. Uma pontuação MASCC de 21 ou superior identificou doentes de baixo risco com uma pontuação de

Um valor preditivo de 91%, uma especificidade de 68% e uma sensibilidade de 71% (Sharma e Lokeshwar, 2005).

Sistema de pontuação MASCC para estratificação do risco em doentes neutropénicos febris

Caraterísticas		Pontuação
Carga de doença		
Nenhum ou poucos sintomas		5
Sintomas moderados		3
Sem hipotensão		4
Sem doença pulmonar obstrutiva crónica		4
Tumor sólido ou sem infeção fúngica anterior		4
Sem desidratação		3
Estatuto de paciente		3
Idade < 60 anos		2

Reproduzido de (Sharma e Lokeshwar, 2005).

Capítulo 7

Tratamento da neutropenia

Visão geral

A neutropenia e a neutropenia febril são complicações da quimioterapia que põem a vida em risco. A neutropenia febril é responsável por 50% das mortes em doentes com cancro sólido tratados com quimioterapia. É também responsável por 70-75% das mortes em doentes com leucemia aguda tratados com quimioterapia (de Naurois *et al.*, 2010; Claire *et al.*, 2011). Desde 1971, os antibióticos empíricos têm sido o tratamento inicial típico e/ou seletivo para a neutropenia, mesmo na ausência de infeção. A administração de antibióticos tem resultado numa taxa de resposta de até 60%-70% nestes doentes e numa redução de 10% da mortalidade (de Naurois *et al.*, 2010; Claire *et al.*, 2011).

Os padrões de infeção variam com o tempo e o hospital, e cada hospital deve desenvolver e manter diretrizes para o tratamento empírico com antibióticos da neutropenia febril e continuar a reavaliar essas diretrizes para confirmar a sua eficácia. O tratamento bem sucedido da neutropenia febril exige a deteção e/ou resposta imediata à potencial infeção. Por conseguinte, é muito importante dizer aos doentes em ambulatório para monitorizarem os seus sintomas, incluindo a temperatura corporal, e dar-lhes instruções escritas claras sobre quando e como contactar o serviço adequado se estiverem preocupados. Alguns doentes podem apresentar neutropenia febril no Serviço de Urgência, pelo que devem estar sempre disponíveis protocolos claros para tratar estes doentes de forma adequada (de Naurois *et al.*, 2010; Claire *et al.*, 2011).

Avaliação médica antes do tratamento

Os doentes neutropénicos devem ter uma história clínica detalhada antes do tratamento, incluindo o tipo de quimioterapia utilizada, antibióticos profiláticos anteriores, utilização concomitante de esteróides, procedimentos cirúrgicos recentes no local e a presença de alergias. É essencial rever toda a história clínica para detetar resultados microbiológicos positivos anteriores. Isto ajudará a identificar organismos ou bactérias resistentes aos antibióticos e a orientar o tratamento. A avaliação inicial deve ser seguida de um exame minucioso dos sistemas respiratório e circulatório, uma vez que algumas infecções (por exemplo, pneumonia adquirida na comunidade) podem não ser adequadamente cobertas pelos antibióticos empíricos habitualmente utilizados para tratar a neutropenia febril. Deve também ser efectuado um hemograma para determinar a ANC e outras contagens sanguíneas (duas amostras colhidas de uma veia periférica e duas de qualquer cateter venoso central), bem como amostras de expetoração, urina, pele e fezes. Os resultados destes testes clínicos ajudarão a confirmar a causa principal da infeção e o tratamento antibiótico adequado (de Naurois *et al.*, 2010; Bassam *et al.*, 2010).

Tratamento e gestão da neutropenia

Fator estimulador de colónias de granulócitos (G-CSF)

Os CSF são glicoproteínas que regulam a proliferação, a diferenciação, a atividade funcional e a sobrevivência das células mieloides. Ajudam a reduzir a duração e a gravidade da neutropenia induzida pela quimioterapia (Dale, 2004), bem como a hospitalização de doentes neutropénicos. O G-CSF pode também reduzir a utilização de antibióticos (Dale, 2004). Os G-CSF, como o Filgrastim (Neupogen®), podem ser utilizados para prevenir a neutropenia em doentes submetidos a quimioterapia. Foi também demonstrado que o Filgrastim reduz a incidência de febre associada à neutropenia e pode levar a uma maior sobrevivência. O G-CSF também demonstrou reduzir a gravidade da neutropenia. O G-CSF e o GM-CSF (Sargramostim®) foram aprovados pela Food and Drug Administration (FDA) dos EUA para o tratamento da neutropenia, uma vez que reduzem a gravidade e a duração da neutropenia (Dale, 2004; Dale, 2005). O G-CSF é preferido ao GM-CSF porque é eficaz e tem menos efeitos secundários (Dale, 2004). Um estudo sobre a eficácia do FSC na redução da neutropenia em doentes com tumores sólidos e linfomas demonstrou uma associação significativa entre o FSC e um risco reduzido de neutropenia. Os participantes receberam FSC antes do início da febre e da neutropenia ( ) (Lyman *et al.* 2002). Foram efectuados oito ensaios, cinco com Filgrastim e três com Lenograstim. Os resultados mostraram que o LCR reduziu o risco de neutropenia febril (odd ratio [OR] 0,38, intervalo de confiança de 95% [IC] 0,29-0,49). No entanto, o efeito na mortalidade relacionada com a infeção não foi significativo (OR 0,6, IC 95% 0,3-1,22). Não houve diferenças no efeito do tratamento de acordo com o tipo de cancro.

Juan *et al* (2001) compararam a eficácia de diferentes doses de G-CSF (Lenograstim, 263 pg/dia, dose completa; e 131,5 pg/dia, meia dose) na neutropenia. Dos 44 doentes incluídos, 39 (88,6%) desenvolveram neutropenia após a quimioterapia. Foi administrado um total de 120 cursos de quimioterapia aos doentes, tendo sido administrado lenograstim em dose completa em 61 cursos e lenograstim em meia dose em 59 cursos. Os resultados do estudo mostraram que a neutropenia moderada e grave foi mais frequente nos doentes que receberam meias doses de lenograstim (20%) do que nos que receberam a dose completa (12%), mas a diferença não foi significativa ($P=0,1$). A incidência de febre e hospitalização manteve-se inalterada. A ANC média dos doentes que receberam uma dose completa de Lenograstim foi superior à dos doentes que receberam meia dose, mas a diferença não foi significativa ($P=0,324$). Juan concluiu que as duas doses de Lenograstim estudadas tiveram uma eficácia semelhante na redução da gravidade da neutropenia.

Tudo o que foi dito acima mostra que o G-CSF é um bom tratamento primário para a neutropenia febril grave. Isto também está de acordo com as diretrizes da Malásia para o tratamento da neutropenia febril (Clinical Practice Guidelines, 2007), que afirmam que o G-CSF deve ser considerado em doentes com neutropenia febril com caraterísticas de alto risco. Na neutropenia febril grave (ANC inferior a 0,1x 109 células/L), os antibióticos devem ser combinados com G-CSF (Dale, 2004).

Terapia antibiótica

A terapêutica antibiótica empírica é necessária nos doentes neutropénicos, particularmente quando associada a uma infeção por GNB, que está associada a uma elevada mortalidade. De facto, se a febre não for levada a sério, 40% dos doentes no local com uma infeção bacteriana morrerão em 48 horas (Schimpff, 2001). Não existem métodos fiáveis para determinar se a febre neutropénica se deve a uma infeção bacteriana. Por conseguinte, deve ser iniciada uma monoterapia antibiótica ou uma terapia antibiótica combinada para reduzir a mortalidade (Rolston, 2001). O antibiótico empírico escolhido deve cobrir a maioria dos potenciais agentes patogénicos. Existem três estratégias universais diferentes para a utilização de antibióticos no tratamento da neutropenia febril: (i) uma combinação de um beta-lactâmico e um aminoglicosídeo, (ii) monoterapia com uma vasta gama de beta-lactâmicos e (iii) as duas estratégias anteriores combinadas (Rolston, 2001). A maioria dos doentes neutropénicos é tratada com beta-lactâmicos, como a ceftazidima, que é amplamente utilizada como tratamento empírico único para a febre neutropénica, uma vez que a sua eficácia é semelhante à da terapêutica combinada. Outros antibióticos beta-lactâmicos, como o imipenem, a ticarcilina e a cefepima, podem ser utilizados em monoterapia ou em combinação com metronidazol ou um aminoglicosídeo (amicacina e gentamicina) para combater a infeção bacteriana, especialmente no caso de febre neutropénica. Por vezes, os antibióticos derivados da penicilina, como a piperacilina e o tazobactam, podem ser utilizados isoladamente ou em combinação com beta-lactâmicos para combater uma infeção bacteriana anaeróbia. Os beta-lactâmicos de nova geração, como a cefepima, demonstraram uma ampla cobertura de BPC e BNG (Schimpff, 2001). A ceftazidima ou o imipenem devem, por conseguinte, ser o tratamento de primeira linha, enquanto se aguardam os resultados da cultura e dos testes de sensibilidade (Dale, 2005). Isto está de acordo com as diretrizes antibióticas para a neutropenia febril na Malásia (Clinical Practice Guidelines, 2004; Clinical Practice Guidelines, 2007). De acordo com a FDA dos EUA, podem ser utilizados muitos tipos de antibióticos para o tratamento de doentes neutropénicos. No entanto, apenas um número limitado de antibióticos é eficaz no tratamento da neutropenia febril. A ceftazidima é considerada altamente eficaz e está aprovada para o tratamento de doentes neutropénicos febris de várias idades (Alexander e Pizzo, 2001).

A terapêutica combinada pode também ser utilizada na presença de bactérias resistentes aos antibióticos ou em casos de neutropenia grave (Schimpff, 2001). Nos Estados Unidos, a cefalosporina (principalmente a ceftazidima) é frequentemente utilizada para o tratamento da neutropenia febril; são também utilizadas combinações de cefalosporina e vancomicina, cefalosporina de terceira geração e penicilina, piperacilina e tobramicina, ou carbapenem e aminoglicosídeo. Estas combinações são recomendadas para os doentes com suspeita ou confirmação de GNB resistente (Dale, 2004; De Pauw *et al.* 1994). Foram notificadas reacções adversas à ceftazidima, mas com muito menos frequência do que nos doentes que receberam uma combinação de antibióticos (De Pauw *et al.* 1994). A principal conclusão de De Pauw e colegas é que a monoterapia com ceftazidima é tão eficaz como a terapêutica combinada piperacilina-bramicina e é muito mais segura no tratamento de doentes neutropénicos febris ou de doentes neutropénicos graves.

Outro estudo efectuado no Japão analisou a importância da monoterapia antibiótica em doentes que sofrem de toxicidade hematológica. Dos 43 doentes incluídos, 18 sofriam de neutropenia grave (ANC <500 células/pl) e foram tratados com cefpirome ou com uma combinação de dois antibióticos beta-lactâmicos. Os resultados mostraram que 89,5% dos doentes tratados com cefpirome tiveram uma melhor qualidade de vida, menos infusões e uma administração menos frequente de antibióticos. Este tratamento também resultou numa redução das micções nocturnas, numa relação custo/benefício baixa e numa redução das responsabilidades de enfermagem (Yano e Nakano 1996). A monoterapia com cefpiroma é, por conseguinte, considerada um tratamento de primeira linha para os doentes que sofrem de uma infeção acompanhada de doença hematológica, nomeadamente de neutropenia grave.

A eficácia da monoterapia antibiótica foi também confirmada por Tamura *et al* (2001), que incluíram 165 doentes com uma idade média de 52 anos. Foi observada neutropenia febril grave em 60% dos doentes (ANC <100 células/pl). Um grupo de doentes foi tratado com monoterapia antibiótica (cefepima ou carbapenem) e o outro com uma combinação de cefepima e aminoglicosídeo. O tratamento com antibióticos foi eficaz em dois terços dos doentes. Os investigadores concluíram que a monoterapia antibiótica é tão boa e tão eficaz como uma combinação de antibióticos no tratamento de doentes neutropénicos febris. O Ministério da Saúde da Malásia também insistiu na utilização de monoterapia antibiótica (Ceftazidima ou Cefepima), enquanto a utilização de terapia dupla, ou seja, a combinação (Ceftazidima ou Cefepima + aminoglicosídeo) (Pipercilina + Tazobactam) pode ser preferida em casos de neutropenia grave, duração prolongada e complicações como sépsis, hipotensão, mucosite e episódios recorrentes.

Programa de antibióticos

De acordo com a Infectious Society of America, os doentes neutropénicos que permanecem febris mas apresentam um retorno da ANC no terceiro dia de terapia antibiótica podem continuar o tratamento antibiótico durante 7 dias ou interrompê-lo no quarto ou quinto dia. Para os doentes com neutropenia febril mas sem recuperação de ANC, é preferível continuar os antibióticos. Os antibióticos podem ser interrompidos após 2 semanas quando o exame e as culturas não revelarem crescimento bacteriano (Leighl e Feld, 2001). Hughes *et al* (2002) referiram que o plano de tratamento antibiótico para os doentes neutropénicos é determinado principalmente pela ANC (ou seja, a gravidade da neutropenia). O tratamento com antibióticos pode ser interrompido após 3 dias na ausência de infeção. Não é aconselhável continuar o tratamento com antibióticos até que a neutropenia tenha desaparecido, uma vez que isso pode levar a um aumento da toxicidade dos medicamentos e da resistência bacteriana. Hughes *et al* (2002) sugerem que o tratamento com antibióticos deve durar 5-7 dias e pode ser interrompido antes de 5 dias se houver sinais de recuperação hematológica.

No Canadá, um estudo de Tomiak *et al* (1994) examinou o regime antibiótico de 134 doentes neutropénicos febris e o seu efeito na duração do internamento hospitalar. O resultado deste estudo foi que os antibióticos podiam ser interrompidos no prazo de 4 a 5 dias, em especial nos doentes cujas culturas não revelaram infeção bacteriana. A associação encontrada entre a neutropenia e a redução dos antibióticos foi significativa ($P<0,001$).

Classificação dos tipos e/ou via de administração de antibióticos de acordo com a categoria de risco

Pacientes de baixo risco

Um estudo recente demonstrou que a terapêutica antibacteriana oral pode substituir com segurança a terapêutica intravenosa convencional em doentes neutropénicos de baixo risco, ou seja, doentes clinicamente estáveis, sem leucemia aguda, pneumonia ou infeção grave dos tecidos moles, ou sem evidência de falência de órgãos. Nestes doentes, a monoterapia com quinolonas não é inferior à terapêutica antibiótica combinada (quinolonas com amoxicilina e ácido clavulânico), mas esta última é preferível quando os testes laboratoriais mostram que a PBM é a causa primária da infeção. Além disso, a terapêutica com quinolonas orais não deve ser administrada a doentes que já tenham recebido terapêutica profiláctica com quinolonas (Schimpff, 2005).

Doentes de alto risco

A maior parte das diretrizes de tratamento indicam que os doentes neutropénicos de alto risco devem receber uma terapêutica antibiótica parentérica de largo espetro, de acordo com as diretrizes hospitalares padrão. A abordagem mais comum é a terapia antibacteriana combinada (beta-lactâmicos mais aminoglicosídeos) (Schimpff, 2005).

Duração do tratamento

De acordo com as diretrizes da Infectious Society of America, os doentes neutropénicos que permanecem febris mas apresentam uma melhoria da ANC no terceiro dia de terapia antibiótica podem continuar o tratamento antibiótico durante mais 7 dias ou interrompê-lo no quarto ou quinto dia. Para os doentes neutropénicos febris cuja ANC não tenha melhorado, os antibióticos devem ser continuados e podem ser interrompidos após duas semanas se o exame e as culturas não revelarem crescimento bacteriano (Leighl e Feld, 2001).

Medicamentos antifúngicos

O tratamento fúngico é outro passo importante nos doentes neutropénicos. Mesmo uma única hemocultura positiva para cândida deve ser considerada significativa. Os doentes com candidíase disseminada devem ser tratados com fluconazol, que é tão eficaz como a anfotericina B, mas menos tóxico. Se o doente estiver instável e já tiver recebido fluconazol, recomenda-se a anfotericina B. O tratamento deve ser continuado até ao desaparecimento da infeção e durante pelo menos 2 semanas. Os doentes com infecções fúngicas invasivas correm o risco de infeção recorrente devido à neutropenia induzida pela quimioterapia (Flaherty, 1999).

Medicamentos antivirais

A principal caraterística dos vírus é a sua estrutura simples, que lhes permite multiplicarem-se. Os vírus utilizam os mecanismos bioquímicos da célula hospedeira para produzir novas proteínas e genes, de modo que o vírus é idêntico à célula hospedeira. Este facto torna difícil aos medicamentos antivirais distinguir o vírus da célula hospedeira. Nos últimos dois anos, o aumento da informação sobre a multiplicação viral levou ao desenvolvimento de medicamentos antivirais, como o aciclovir, que é eficaz contra determinados vírus do herpes. O aumento da utilização de medicamentos imunossupressores levou também a um aumento das infecções bacterianas e virais (Wiltink e Janknegt, 1991).

Recomendações de cuidados de suporte para doentes com cancro sólido com neutropenia

É muito importante que os doentes neutropénicos se protejam contra as infecções, uma vez que o seu sistema imunitário é fraco. São recomendadas as seguintes medidas para estes doentes:

1. Mantenha o corpo e as mãos limpos, especialmente depois de usar a casa de banho e antes de comer.
2. Mantenha-se afastado de áreas que contenham água estagnada suscetível de albergar bactérias, como vasos de flores e banheiras de pássaros.
3. Mantenha a sua boca limpa utilizando um elixir bucal antissético sem álcool e mude a sua escova de dentes de 6 em 6 meses.
4. Evitar a utilização de antitranspirantes para evitar a retenção de bactérias no interior do corpo. Em vez disso, utilize um desodorizante.
5. Certifique-se de que se protege contra infecções durante o período menstrual.
6. Proteja o seu corpo de ferimentos usando luvas e calçado.
7. Consultar um médico antes de tomar qualquer medicamento ou de tomar qualquer vacina (Frey e Granger, 2005).

Os doentes neutropénicos devem também deixar de fumar e atualizar as suas vacinas (Dale, 2004). As famílias devem também ser ensinadas a estar conscientes do seu estado de saúde e a reconhecer os sinais de inflamação e as alterações significativas nos resultados das suas análises sanguíneas.

Capítulo 8

Neutropenia em crianças

Neutropenia em crianças

Embora o cancro infantil seja raro, é responsável por cerca de 10% das mortes de crianças com idades compreendidas entre os 3 e os 14 anos. Todos os anos, nos Estados Unidos, são diagnosticados 12.000 novos casos de cancro em crianças dos 0 aos 19 anos, em comparação com cerca de 1 milhão de novos casos de cancro na população adulta. Os tipos de cancro nas crianças são diferentes dos dos adultos; os tipos de cancro mais predominantes nas crianças são os tumores cerebrais e a leucemia. Os tipos de cancro nas crianças variam também em função da idade. Nos primeiros dois anos de vida, predominam o neuroblastoma, o tumor de Wilms e o hepatoblastoma, enquanto a leucemia linfoblástica aguda predomina nas crianças dos 2 aos 4 anos. Após os 4 anos de idade, predominam o sarcoma de Ewing, o osteossarcoma, o linfoma de Hodgkin e o linfoma não Hodgkin.

Nas últimas três décadas, foram feitos progressos significativos no tratamento dos cancros pediátricos e mais de 65% das crianças com leucemia linfoblástica aguda, linfoma e alguns sarcomas de tecidos moles podem ser curadas. No entanto, os progressos no tratamento terapêutico dos gliomas do tronco cerebral e dos tumores rabdóides continuam a ser muito lentos (Alexander e Pizzo, 2005; Lehrnbecher *et al.*, 2012).

Panorama dos tratamentos utilizados para o cancro infantil

O tratamento do cancro em crianças e adultos segue as mesmas fases principais: quimioterapia, radioterapia e cirurgia. Os doentes com cancro pediátrico recebem frequentemente regimes de quimioterapia com múltiplos agentes de . Para alguns cancros pediátricos, o termo intensidade da dose representa a quantidade de fármaco administrado durante um período de tempo. Observou-se que as crianças podem tolerar melhor doses mais elevadas de quimioterapia do que os adultos, principalmente porque têm menos co-morbilidades. Além disso, a neutropenia febril nas crianças resulta em menor morbilidade e mortalidade do que nos adultos (Alexander e Pizzo, 2005; Miedema *et al.*, 2011; Lehrnbecher *et al.*, 2012).

Infecções predominantemente em crianças

As crianças com cancro são muito susceptíveis a infecções do trato respiratório superior, principalmente porque este é o local mais comum de propagação de infecções virais por colegas de turma, irmãos e familiares adultos em casa. Estão também muito expostos a infecções como a otite média, a varicela e o CMV. Além disso, o herpes-zóster pode levar a encefalopatia grave, hepatite e pneumonia, e é o principal responsável por 10% da mortalidade em crianças com cancro (Alexander e Pizzo, 2005; Sano *et al.*, 2013).

Incidência de febre em crianças com cancro

A avaliação inicial das crianças com neutropenia febril é idêntica à dos adultos. Deve prestar-se especial atenção à história clínica e ao exame físico. Além disso, deve ser dada especial atenção às áreas mais susceptíveis de infeção em doentes a receber quimioterapia (orofaringe, perirectum, local do cateter central, se aplicável, e quaisquer locais de procedimentos invasivos recentes). A maioria das crianças de tenra idade não é capaz de comunicar os seus próprios sintomas, pelo que a história clínica depende frequentemente das observações dos seus cuidadores. No caso dos bebés e das crianças pequenas, serão detectados muito poucos sintomas clínicos. Por exemplo, quando uma criança sofre de mucosite, pode apresentar agitação, dificuldade em engolir e/ou redução da ingestão oral. Nestes casos, devem ser efectuadas hemoculturas a partir de cateteres venosos periféricos e centrais. Se houver suspeita clínica, devem ser efectuados outros testes laboratoriais, incluindo aspirado nasofaríngeo para vírus respiratórios, análise de fezes para Clostridium difficile e/ou raspagens cutâneas para vírus do herpes. Devem também ser efectuadas radiografias do tórax em todas as crianças que apresentem neutropenia febril. O perfil bioquímico deve incluir a função renal e hepática, a fim de explorar a função dos órgãos e determinar a dosagem de antibióticos.

Naturalmente, as técnicas médicas devem ser modificadas em função da idade do doente. Por exemplo, o volume obtido para a cultura de um bebé ou de uma criança pequena é menor do que o obtido num doente adulto. As crianças pequenas são frequentemente incapazes de fornecer amostras de urina e necessitam de sedação antes da TAC ou da RMN para se manterem imóveis. Além disso, o seu tamanho pode dificultar as biopsias pulmonares toracoscópicas (Alexander e Pizzo, 2005; Alexandropoulou *et al.*, 2013).

Terapêuticas para crianças com neutropenia prolongada e febre

As crianças que sofrem de neutropenia durante um longo período de tempo correm um risco grave de infeção e têm de ser tratadas de forma vigilante. As políticas de cobertura antibiótica inicial foram exaustiva e cuidadosamente avaliadas em populações pediátricas e adultas, e a maioria dos clínicos concentra-se em antibióticos empíricos, com base numa cobertura antibiótica precoce para os organismos mais prováveis e letais. Toda a experiência clínica demonstrou que não existe um regime antibiótico seletivo único para os doentes com neutropenia febril. Pelo contrário, diversas variáveis influenciam a seleção de antibióticos, tais como o padrão local dos organismos infectantes, a resistência aos antibióticos, a toxicidade dos antibióticos e o custo. Os regimes de antibióticos utilizados em crianças não diferem significativamente dos utilizados em adultos. Geralmente, é utilizada a monoterapia ou a terapêutica combinada (beta-lactâmicos e aminoglicosídeos). O primeiro agente antibiótico para monoterapia empírica é a ceftazidima, que é tão eficaz e segura como os regimes combinados. Outros agentes antibióticos, como a cefepima, o imipenem e o meropenem, também são monoterapias eficazes para a neutropenia febril (Alexander e Pizzo, 2005; Freifeld *et al.*, 2011).

A vancomicina não é recomendada como terapêutica empírica inicial e só deve ser utilizada em determinadas situações clínicas, como doentes neutropénicos com febre misteriosa, doentes com mucosite grave e doentes colonizados com PBM resistente a antibióticos (Alexander e Pizzo, 2005; Brouwers *et al.*, 2010; Alexandropoulou *et al.*, 2013).

Infeção em crianças com febre e neutropenia

De acordo com estudos clínicos, a taxa de infeção em crianças com neutropenia e febre é baixa, e a principal causa de febre nestes doentes é desconhecida. As crianças têm maior probabilidade de ter infecções do trato respiratório superior do que infecções do trato respiratório inferior. Ao comparar a taxa de incidência de infecções bacterianas em crianças e adultos, verificou-se que a taxa de incidência era quase semelhante (22% versus 24%).

Além disso, verificou-se que o GNB era responsável por 28% das infecções em crianças, em comparação com 30% em adultos, enquanto o GPB era responsável por 64% das infecções bacterianas em crianças, em comparação com 57% em adultos. Verificou-se que as crianças são mais frequentemente infectadas com estreptococos do que os adultos (29% contra 18%) e que os adultos têm maior probabilidade de serem infectados com agentes patogénicos polimicrobianos do que as crianças (21% contra 7%). A mortalidade nas crianças é inferior à dos adultos (Alexander e Pizzo, 2005; Ammann *et al.*, 2010; Hakim *et al.*, 2010).

Regulamentos que regem o uso e a administração de antibióticos em crianças

A FDA dos EUA autoriza a utilização de antibióticos em crianças com base nos resultados obtidos em adultos. Esta autorização é sobretudo provisória quando a mesma doença é detectada tanto em adultos como em crianças. A FDA solicita igualmente às empresas farmacêuticas que forneçam informações sobre a farmacocinética e a toxicidade dos medicamentos, nomeadamente quando o medicamento é suscetível de ser utilizado em crianças.

A ceftazidima é um antibiótico clinicamente comprovado, aprovado para utilização em crianças de todas as idades com neutropenia febril. Tanto o meropenem como o imipenem estão aprovados para crianças neutropénicas com mais de 3 meses de idade. Os antimicrobianos pipericilina, pipericilina-tazobactam e cefepima só estão aprovados para crianças com mais de 12 anos de idade.

Apenas alguns antibióticos demonstraram uma toxicidade clínica significativa nas crianças, como as tetraciclinas, cuja utilização é proibida em crianças com menos de 8 anos devido à descoloração dos dentes. A utilização de fluoroquinolonas em crianças é também limitada devido ao seu efeito tóxico, nomeadamente a artropatia. Além disso, estudos em animais sobre as fluoroquinolonas revelaram erosão da cartilagem articular, claudicação e formação de bolhas.

A utilização de ciprofloxacina por períodos curtos em crianças parece ser segura, sem efeitos secundários (Alexander e Pizzo, 2005; Alexandropoulou *et al.*, 2013).

Os pontos mais críticos a considerar na administração de antibióticos a crianças são a farmacocinética e a farmacodinâmica, uma vez que estes dois pontos são muito diferentes nas crianças e nos adultos. Um dos principais exemplos é o processo de glucuronidação hepática em bebés, que é relativamente imaturo durante os primeiros 2-3 meses de vida. Este facto leva a uma redução significativa da depuração de vários fármacos. Por outro lado, a depuração renal atinge níveis maduros entre os 6 e os 12 meses de idade, principalmente devido à lenta maturação da filtração glomerular e da função tubular, bem como ao aumento do fluxo sanguíneo renal com a idade. Este facto pode levar a uma depuração excessiva de alguns agentes em crianças com menos de 3 meses e com 24 meses ou mais, uma vez que as suas taxas farmacocinéticas são mais lentas do que as das crianças com idades compreendidas entre os 3 e os 24 meses.

Os principais desafios associados à administração de antibióticos orais a crianças com menos de 5 anos prendem-se com o facto de não conseguirem engolir comprimidos e/ou cápsulas e poderem considerar os antibióticos desagradáveis. Por conseguinte, é necessário um farmacêutico inovador para obter os regimes de antibióticos necessários numa formulação pediátrica adequada (Alexander e Pizzo, 2005; Manji *et al.*, 2012).

As melhores medidas para proteger as crianças com neutropenia contra as infecções

A lavagem cuidadosa das mãos antes e depois do contacto direto com doentes neutropénicos é um dos procedimentos mais eficazes para proteger os doentes neutropénicos contra a infeção. Além disso, o pessoal do infantário deve ser muito cuidadoso no seu contacto com doentes neutropénicos e deve informar os pais das crianças neutropénicas em caso de surto de uma doença contagiosa como a varicela. O fator mais crítico na incidência de infeção durante a neutropenia e a febre é a flora entérica, pelo que a administração de um antibiótico não absorvível ajudará a reduzir a taxa de infeção. A principal dificuldade com este tipo de antibiótico é o facto de ser considerado desagradável para as crianças.

Os dois principais agentes profilácticos utilizados para as infecções bacterianas em doentes neutropénicos são o trimetoprim-sulfametoxazol e as quinolonas orais, principalmente a ciprofloxacina. Foi demonstrado que estes dois antibióticos reduzem significativamente as infecções documentadas em doentes neutropénicos, em especial as infecções bacterianas primárias.

Os principais efeitos secundários associados ao trimetoprim-sulfametoxazol são a reação alérgica e a mielossupressão óssea, que pode levar a uma neutropenia prolongada. As quinolonas são mais bem toleradas, mas estão associadas a infecções bacterianas estreptocócicas, pelo que devem ser combinadas com penicilina ou clindamicina. As novas gerações de quinolonas ultrapassam este problema graças à sua cobertura antibiótica para a PBM, mas a resistência dos agentes patogénicos continua a ser um problema (Alexander e Pizzo, 2005; Scheinemann *et al.*, 2010).

Administração de factores de crescimento a crianças que sofrem de neutropenia

O G-CSF e o GM-CSF são amplamente utilizados em crianças com neutropenia. Estes agentes actuam principalmente através do aumento do número e da atividade fagocitária das células polimorfonucleares presentes no sangue periférico. A maioria dos estudos clínicos de factores de crescimento em doentes neutropénicos centrou-se em duas estratégias principais. A primeira consiste em iniciar o tratamento no momento do diagnóstico de febre e neutropenia. Estudos clínicos em populações adultas e pediátricas demonstraram que esta estratégia conduz a uma redução moderada do número de doentes que sofrem de febre e neutropenia. Reduz igualmente a duração da terapêutica antibiótica e da hospitalização. A segunda estratégia consiste na utilização do fator de crescimento como tratamento profilático primário, administrado após cada ciclo de quimioterapia. Os resultados de vários estudos clínicos mostram que esta estratégia reduz a duração da neutropenia e a incidência de febre.

As diretrizes da Sociedade Americana de Oncologia Clínica recomendam a utilização de factores de crescimento como profilaxia primária quando o risco de febre e neutropenia em doentes com cancro é superior a 40%. Além disso, verificou-se que a utilização de factores de crescimento é mais eficaz como profilaxia primária em doentes pediátricos com cancro do que nos seus homólogos adultos. Isto deve-se principalmente ao facto de os tipos de quimioterapia utilizados estarem associados a uma neutropenia acentuada (Alexander e Pizzo, 2005; Alexandropoulou *et al.*, 2013).

Conclusão

A neutropenia é uma complicação crítica em doentes com cancro sólido que recebem quimioterapia. Está fortemente associada a uma série de efeitos secundários negativos que têm um efeito prejudicial na vida dos doentes com cancro. A neutropenia pode levar a infecções graves, ou seja, infecções bacterianas, fúngicas ou virais, que podem resultar em morte se não forem tratadas corretamente ou a tempo. A sobrevivência dos doentes neutropénicos melhora ao longo do tempo com o tratamento empírico com antibióticos (monoterapia ou terapia dupla) desde o início da febre, que continua a ser a pedra angular do tratamento da infeção. O G-CSF é também um tratamento altamente eficaz para a neutropenia e a neutropenia febril.

Referências

ABRAMS, A. C. (2001) Drugs used in oncologic disorders. In REPCHINSKY, C. (Ed.) *Clinical Drug Therapy*. 36 ed. Ontario, Canadian Pharmacists Association.

ALCAIDE, P., AUERBACH, S., & LUSCINSKAS, F.W. (2009) Neutrophil Recruitment Under Shear Flow: It's All About Endothelial Cell Rings and Gaps. *Microcirculation,* 16, 43-57.

AGALIOTIS, D. P. (2004) Mechanisms of host defence. In GREENE, J. N. (Ed.) *Infections in cancer patients*. Florida, Marcel. Dekker.

AKAN OA. Microorganismos isolados de hemoculturas de doentes neutropénicos febris no Hospital Ibn-i Sina. Turk Journal Haematol 2003;20(4):227-31.

ALEXANDER, S. W., & PIZZO, P.A. (2001) Special considerations in children with fever and neutropenia IN ROLSTON, K. V. I., & RUBENSTEIN, E.B. (Ed.) *Text book ofebrile neutropenia* London Martin Dunitz, Ltd.

AL-AHWAL, M. S. (2005) Pattern of febrile neutropenia in solid tumors - A hospital based study. *Jornal Paquistanês de Ciências Médicas,* 21, 249-252.

ALEXANDROPOULOU, O., KOSSIVA, L., HALIOTIS, F., GIANNAKI, M., TSOLIA, M., PANAGIOTOU, I.P., & KARAVANAKI, K. (2013) Transient Neutropenia in Children with Febrile Illness and Associated Infectious Agents: 2 Years' Follow-up. *Jornal Europeu de Pediatria.*

AMMANN, R., BODMER, N., HIRT, A., NIGGLI, FK., NADAL, D., SIMON, A., OZSAHIN, H., KONTNY, U., KUHNE, T., POPOVIC, MB., LUTHY, AR., & AEBI, C. (2010) Predicting Adverse Events in Children with Fever and Chemotherapy-Induced Neutropenia: the Prospective Multicenter SPOG 2003 FN Study. *Jornal de Oncologia Clínica,* 28, 2008-2014.

ASHLEY, J., TAYLOR, D. & HOUTS, A. (2004) The experience of chemotherapy- induced neutropenia: quality-of-life interviews with adult cancer patients. *Journal of Supportive Oncology,* 2, 66-67.

BANERJI, U., ASHLEY, S., COWARD, J., HUGHES, S., ZEE, Y., BENEPAL, T., NORTON, A., EISEN, T. & O'BRIEN, M. (2006) The association of chemotherapy induced neutropenia on treatment outcomes in small cell lung cancer. *Lung Cancer,* 54, 371-377.

BASKARAN, N. D., GIN, GIN, GAN, KAMARULZAMAN ADEEBA, & I-CHING, SAM. (2007) Bacteremia em doentes com neutropenia febril após quimioterapia num centro médico universitário na Malásia. *Jornal Internacional de Doenças Infecciosas,* 10, 1-5.

BASSAM ABDUL RASOOL HASSAN, Z. B. M. Y., & SAAD BIN OTHMAN, (2009) INÍCIO E GRAVIDADE DA NEUTROPENIA E SUA ASSOCIAÇÃO COM OS DADOS

DEMOGRÁFICOS. *Jornal Asiático de Investigação Farmacêutica e Clínica,* 2, 51-53.

BASSAM ABDUL RASOOL HASSAN, Y., ZB. e OTHMAN, S. (2010) Febre/sinais clínicos e associação com neutropenia em doentes com cancro sólido - a infeção bacteriana é a principal causa. *Asian Pacific Journal of Cancer Prevention,* 11, 1273-1277.

BASSAM ABDUL RASOOL HASSAN, Z. B. M. Y., & SAAD BIN OTHMAN, (2011) Início da Neutropenia, Gravidade e sua Associação com Doenças Sólidas do Cancro. *Pharmaceutica Analytica Ata,* 2, 13.

BASSAM ABDUL RASOOL HASSAN, Z. B. M. Y., & SAAD BIN OTHMAN, (2011) Associação do início e da gravidade da neutropenia com regimes e horários de quimioterapia. *Asian Pacific Journal of Cancer Prevention,* 12, 1425-1428.

BLEDSOE, B. E., KUFS, D. & SOLTIS, C.A. (2005) Hematologia. In BLEDSOE, B. E., PORTER, R.S. & CHERRY, R.A. (Ed.) *Paramedic Care / Principles and Practice* New Jersey, Pearson Prentice Hall.

BODEY GP, BUCKLEY, M., SATHE, Y.S. & FREIREICH, E.J. Quantitative relationships between circulating leukocytes and infection in patients with acute leukemia. Annals of Internal Medicine. 1966;64:328-40.

BOLYARD, A. A., EDWARDS, C., KINSEY, S., SCHWINZER, B. & ZEIDLER, C. (1994) *Understanding severe chronic neutropenia,* Oaks, CA, USA, Scnir.

BORREGAARD, N. (2010) Neutrófilos, da medula aos micróbios. *Immunité,* 33, 657-670.

BOW, E. J. (1998) Infection risk and cancer chemotherapy: the impact of the chemotherapeutic regimen in patients with lymphoma and solid tissue malignancies *Journal of antimicrobial chemotherapy* 41, 1-5.

BROUWERS, M., KHO, ME., BROWMAN, GP., BURGERS, JS., CLUZEAU, F., FEDER, G., FERVERS, B., GRAHAM, ID., HANNA, SE., & MAKARSKI, J. (2010) Development of the AGREE II, Part 1: Performance, utility and areas for improvement. *Jornal da Associação Médica Canadiana,* 182, 1045-1052.

BUFFONI, L., DONGIOVANNI, D., BARONE, C., FISSORE, C., OTTAVIANI, D., DONGIOVANNI, V., GRILLO, R., SALVADORI, A., BIROCCO, N., SCHENA, M. & BERTETTO, O. (2006) Dose fraccionada de quimioterapia com cisplatina (CDDP) e vinorelbina (VNB) para doentes idosos com cancro do pulmão de células não pequenas avançado: ensaio de fase II. *Lung Cancer,* 54, 353-357.

CLAIRE, A. B., PASCUAL, C., & GARCIA, R.D. (2011) INFECÇÕES EM PACIENTES FEBRIS DOENTES COM CANCRO NEUTROPÉNICOS SUBMETIDOS A QUIMIOTERAPIA NO CENTRO MÉDICO DE MAKATI. *Sociedade de Doenças Infecciosas Pediátricas das Filipinas,* 12, 10-16.

CRAWFORD, J., WOLFF, D., CULAKOVA, E., PONIEWIERSKI, M.S., SELBY, C., DALE, D. &

LYMAN, G.H. (2005) First-cycle risk of severe and febrile neutropenia in cancer patients receiving systemic chemotherapy: results from a prospective nationwide study. *Journal of Supportive Oncology,* 3, 52-53.

CARSON-DEWITT, R. (2002) Cancer. In LONGE, J. L. (Ed.) *The gale encyclopedia of medicine* Farmington Hills, Gale Group.

CRAWFORD, J. Atualização sobre neutropenia e factores de crescimento mieloide. Supportive Oncology 2007;5(4):27-9.

DALE, D. C. (2004) Neutropenia and the problem of fever and infection in patients with cancer. In MORSTYN, G., & LIESCHKE, G.J. (Ed.) *Hematopoietic growth factors in oncology* New Jersey, Human Press.

DALE, D. C. (2005) Neutropenia. In HERMAN, N. W. (Ed.) *Encylcopedia of Life Sciences.* Chichester John Wiley & Son's, Ltd.

DE NAUROIS, J., NOVITZKY-BASSO, I., GILL, M.J., MARTI MARTI, F., CULLEN, M.H., & ROILA, F. (2010) Management of febrile neutropenia: ESMO clinical practice guidelines. *Annals of Oncology,* 21, 252-256.

DE PAUW, B. E., DERESINSKI, S.C., FELD, R., LANE-ALLMAN, E. F. & DONNELLY, J. P. (1994) Ceftazidime compared with Piperacillin and Tobramycin for the empiric treatment of fever in neutropenic patients with cancer: A multicenter randomized trial *Annals of internal medicine* 120, 834844.

DI MAIO, M., GRIDELLI, C., GALLO, C., SHEPHERD, F., PIANTEDOSI, F.V., CIGOLARI, S., MANZIONE, L., ILLIANO,A., BARBERA, S., ROBBIATI, S.F., FRONTINI, L., PIAZZA, E., IANNIELLO, G.P., VELTRI, E., CASTIGLIONE, F., ROSETTI, F., GEBBIA, V., SEYMOUR, L., CHIODINI, P. & PERRONE, F. (2005) Chemotherapy-induced neutropenia and treatment efficacy in advanced non-small-cell lung cancer: a pooled analysis of three randomised trials. *Lancet Oncol,* 6, 669-677.

DOLAN, S. (2005) Anaemia. In BRIGHTON, D., & WOOD, M. (Ed.) *The Royal Marsden Hospital Handbook of Cancer Chemotherapy.* Churchill Livingstone Elsevier.

EASH, K. J., MEANS, J.M., WHITE, D.W., & LINK, D.C. (2009) CXCR4 is a key regulator of bone marrow neutrophil release under conditions of basal granulopoiesis and stress. *Blood,* 113, 4711-4719.

EDWARDS J, DEVINE, T., & SOANES, L. Chemotherapy in childhood cancer In: Brighton D, & Wood, M., eds. Cancer chemotherapy London: Churchill Livingstone; 2005. p. 247-71.

FORTNER, B. V., SCHWARTZBERG, L., TAUER, K., HOUTS, A.C., HACKETT, J. & STOLSHEK, B.S. (2005) Impact of chemotherapy-induced neutropenia on quality of life: a prospective pilot investigation. *Support Care Cancer,* 13, 522-528.

FREIFELD, A. G., BOW, E.J., SEPKOWITZ, K.A., BOECKH, M.J., ITO, J.I., MULLEN, C.A.,

RAAD, I.I., ROLSTON, K.V., YOUNG, JO-A.H., & WINGARD, J.R. (2011) Clinical Practice Guideline for the Use of Antimicrobial Agents in Neutropenic Patients with Cancer: 2010 Update by the Infectious Diseases Society of America. *Clinical Infectious Diseases,* 52, 56-93.

FREY, R. J. (1999) Neutropenia. In DONNA, O., CHRISTINE, J. & KAREN, B. (Ed.) *The Gale Encyclopedia of Medicine.* Farmington Hills, Gale Research, An International Thomson Company.

FREY, R., & GRANGER, J. (2002) Neutropenia. In THACKERY, E. (Ed.) *The Gale Encyclopedia of Cancer.* Detroit, Gale Group.

GABRILOVE, J. L. (2006) A review of current therapies for neutropenia, including Pegfilgrastim. *Clinical Cornerstone,* 8, 19-28.

GAVHANE Y. N., S. A. S., BHAGAT A. K., SHINDE V. R., BHONG K. K., KHAIRNAR G. A., & YADAV A. V. (2011) Solid Tumors: Facts, Challenges and Solutions (Tumores sólidos: factos, desafios e soluções). *Jornal Internacional de Ciências e Investigação Farmacêutica,* 2, 1-12.

GILLESPIE, T., & MASTERTON, R.G. (1998) Investigação da infeção no doente neutropénico com febre. *Journal of Hospitul Infection,* 38, 77-91.

GLIMELIUS B, JAKOBSEN, A., GRAF, W., BERGLUND, A., GADEBERG, C., HANSEN, P., KJAER, M. BRUNSGAARD, N., SANDBERG, E., LINDBERG, B., SELLSTROM, H., LORENTZ, T. & PAHLMAN, L. . Bolus (2±4 min) versus infusão curta (10±20 min) de 5-Fluorouracil em doentes com cancro colorrectal avançado: um ensaio prospetivo aleatório. European journal of cancer 1998;34(5):674-8.

GRASSINGER, J., HAYLOCK, D.N., STORAN, M.J., HAINES, G.O., WILLIAMS, B., WHITTY, G.A., VINSON, A.R., BE, C.L., LI, S., & SORENSEN, E.S. (2009) Thrombincleaved osteopontin regulates hemopoietic stem and progenitor cell functions through interactions with alpha9beta1 and alpha4beta1 integrins. *Blood,* 114, 49-59.

GREENE JN. Complicações infecciosas em receptores de transplante de células estaminais. In: Greene JN, editor. Infections in cancer patients Nova Iorque: Marcel Dekker, INC; 2004. p. 151-61.

HAKIM, H., FLYNN, PM., SRIVASTAVA, DK., KNAPP, KM., LI, C., OKUMA, J., & GAUR, AH. (2010) Previsão de risco em doentes pediátricos com cancro com febre e neutropenia. *The Pediatric Infectious Disease Journal,* 29, 53-59.

HANY ARIFFIN N, P., MAHFUZAH MOHAMED, ARASU, A., WAN ARIFIN ABDULLAH, CHAN, LEE LEE & LIN, HAI PENG . Infeção da corrente sanguínea por Klebsiella pneumoniae resistente à ceftazidima em crianças com neutropenia febril. International Journal of Infectious Diseases 2002;4:21-5.

HAUPTA, R., ROMANENGOB, M., FEARSC, T., VISCOLID, C. & CASTAGNOLAE, E. (2001) Incidence of sepsis and invasive mycoses in children treated for solid tumours: a 12-year experience in a single Italian institution. *European Journal of Cancer,* 37, 2413-2419.

HENRY, L. (2005) Malnutrition. Em BRIGHTON, D., & WOOD, M. (Ed.) *The Royal Marsden Hospital Handbook of Cancer Chemotherapy.* Churchill Livingstone Elsevier.

HERSHMAN D, WEINBERG, M., ROSNER, Z., ALEXIS, K., TIERSTEN, A., GRANN, V.R., TROXEL, A. & NEUGUT, A.I. Ethnic neutropenia and treatment delay in African American women undergoing chemotherapy for early-stage breast cancer. Journal of the National Cancer Institute. 2003;95:1545-8.

HUGHES, W. T., ARMSTRONG, D., BODEY, G.P., BOW, E.J., BROWN, A.E., CALANDRA, T., FELD, R., PIZZO, P.A., ROLSTON, K.V. I., SHENEP, J.L. & YOUNG, L.S. (2002) 2002 Guidelines for the use of antimicrobial agents in neutropenic patients with cancer. *Clinical Infectious Diseases,* **34,** 730-751.

JASSEM, J., KOSMIDIS, P., RAMLAU, R., ZAROGOULIDIS, K., NOVAKOVA, L., BRETON, J., ETIENNE, P.-L., SEEBACHER, C. GRIVAUX, M., OJALA, A., AUBERT, D. & LEFRESNE, F. (2003) Vinorelbina oral em combinação com cisplatina: um novo regime ativo no cancro do pulmão avançado de células não pequenas *Annals of Oncology* **14,** 1634-1639.

JUAN, O., CAMPOS, J.M., CARANANA, V., SANCHEZ, J.J., CASAN, R. & ALBEROLA, V. (2001) A randomized, crossover comparison of standard-dose versus low-dose lenograstim in the prophylaxis of post-chemotherapy neutropenia. *Support Care Cancer,* **9,** 241-246.
KAUR G, ROSLI ISMAIL, LEE, SUK KAM, SABARATNAM, S., & NOORANI AHMAD,. Avaliação da correlação entre caraterísticas clinicopatológicas e metástases linfonodais no cancro da mama. The Internet Journal of Pathology. 2007;5(2):1528-8307.

KELLAND, L. R. (2005) Cancer cell biology, drug action and resistance. In BRIGHTON, D., & WOOD, M. (Ed.) *The Royal Marsden Hospital Handbook of Cancer Chemotherapy* London, Elsevier / Churchill Livingstone.

KIMBLE-KODA, M. A., YOUNG, L.Y., KARDJAN, W.A. & GUGLIELMO, B.J. (2002) Infections in neutropenic patients. Em TROY, D. (Ed.) *Hand Book of Applied Therapeutics* Philadelphia, Lippincot Williams & Wilkins.

KLASTERSKY J. Ciência e pragmatismo no tratamento e prevenção da infeção neutropénica. Journal of Antimicrobial Chemotherapy. 1998;41:13-24.

KOASAK U, ROLSTON, K.V. I. & MULLEN, C.A. . A febre e a neutropenia em crianças com tumores sólidos são semelhantes em termos de gravidade e de resultados aos das crianças com leucemia. Support Care Cancer. 2002;10:58-64.

KOBAYASHI, S., VOYICH, J.M., BURLAK, C., & DELEO. FR. (2005) Neutrófilos no sistema nervoso inato
resposta imunitária. *Archivum Immunologiae et Therapiae Experimentalis,* **53,** 505-517.

KUMAR, V., & SHARMA, A. (2010) Neutrófilos: a Cinderela do sistema imunitário inato. *International Immunopharmacology,* **10,** 1325-1334.

LARSSON, P-A., CARLSSON, G., GUSTAVSSON, B., GRAF, W. & GLIMELIUS, B. Different intravenous administration techniques for 5-Fluorouracil pharmacokinetics and pharmacodynamic effects Ata Oncologica. 1996;35(2):207-12.

LEHRNBECHER, T., PHILLIPS, R., ALEXANDER, S., ALVARO, F., CARLESSE, F., FISHER, B., HAKIM, H., SANTOLAYA, M., CASTAGNOLA, E., DAVIS, B.L., DUPUIS, L. L., GIBSON, F., GROLL, A.H., GAUR, A., GUPTA, A., KEBUDI, R., PETRILLI, S., STEINBACH, W.J., VILLARROEL, M., ZAOUTIS, T., & SUNG, L. (2012) Guideline for the Management of Fever and Neutropenia in Children With Cancer and/or Undergoing Hematopoietic Stem-Cell Transplantation. *JORNAL DE ONCOLOGIA CLÍNICA,* 1-12.

LEIGHL, N., & FELD, R. (2001) Clinical Practical Guidlines in Patients With Fever and Neutropenia IN ROLSTON, K. V. I., & RUBENSTEIN, E.B. (Ed.) *Text Book of Febrile Neutropenia.* Londres Martin Dunitz, Ltd.

LEY, K., SMITH, E., & STARK, M.A. (2006) The Tn linfócitos. *Immunologic Research,* 34, 229-242.

LINKER, C. A. (2000) Blood. In TIERNERY, L. M., MCPHEE, S.J. & PPADAKIS, M.A. (Ed.) *Current Medical Diagnosis and Treatment.* Nova Iorque, Appleton & Lange.

LYMAN, G., KUDERER, N. & DJULBEGOVIC, B. (2002) Recombinant colony-stimulating factors reduce febrile neutropenia and infection in people receiving high-dose chemotherapy, but increase bone pain. *American Journal of Medicine* 112, 406-411.

LYMAN, G. H., & WILMOT, J.P. (2006) Risks and consequences of chemotherapy-induced neutropenia *Clinical Cornerstone,* 8, 12-18.

MANJI, A., LEHRNBECHER, T., DUPUIS, LL., BEYENE, J., & SUNG, L. (2012) A Meta-Analysis of Antipseudomonal Penicillins and Cephalosporins in Pediatric Patients with Fever and Neutropenia. *The Pediatric Infectious Disease Journal,* 31, 353-358.

MANTOVANI, A., CASSATELLA, M.A., COSTANTINI, C., & JAILLON, S. (2011) Neutrófilos na ativação e regulação da imunidade inata e adaptativa. *Immunology* 11, 519-531.

MARKMAN, M. (2002) Principles of cancer screening (Princípios do rastreio do cancro). In AZIZ, K., & WU, G.Y. (Ed.) *Cancer screening A practical guide for physicians* New Jersey, Humana Press.

MIEDEMA, K., DE BONT, ES., & OUDE NIJHUIS, CS. (2011) Validação de um novo modelo de avaliação de risco para a previsão de eventos adversos em crianças com febre e neutropenia induzida por quimioterapia. *Journal of Clinical Oncology,* 29, 182-184.

MITCHELL D. Infecions in Cancer Patients In: Bishop JF, editor. Cancer Facts. Austrália Harwood Academic; 1999. p. 361-4.

MUNSHI, H. G. (2000) Neutropenia grave: uma abordagem diagnóstica. *Western journal of medicine,* 172, 248-252.

registo nacional do cancro da malásia. Segundo relatório do Registo Nacional do Cancro - Incidência do Cancro na Malásia 2003. Em: Ministério da Saúde da Malásia, editor: Ministério da Saúde da Malásia, editor: Registo Nacional do Cancro; 2003. p. 1141.

NEUTROPENIA ASSOCIATION INC (1993) Neutropenia, causas, consequências e cuidados. IN 101, H. (Ed.) *What is Neutropenia.* Canada.

QIN, W., EDDIE, T., CHIANG, ML., JEAN, L., RICK, R., PAUL, A.. JANMEY, DS, & CLAIRE, M. D. (2001) Changes in the biomechanical properties of neutrophils and endothelial cells during adhesion. *Blood,* 97, 660-668.

RAPOPORT, B. L. (2011) Management of The Cancer Patient with Infection and Neutropenia (Gestão do doente com cancro com infeção e neutropenia). *Seminários em Oncologia,* 38, 424-430.

RICHARDSON MD, & WARNOCK, D.W. Introdução. Richardson MD, & Warnock, D.W., editores. Massachusetts: Blackwell Publishing, Ltd; 2003.

RIZZO, T., & CLOOS, R., (2002) Chemotherapy. In THACKERY, E. (Ed.) *The Gale Encyclopedia of Cancer* Detroit, Gale Group.

ROLSTON, K. V. I. (2001) Infections in Patients with Solid Tumors. In ROLSTON, K. V. I., & RUBENSTEIN, E.B. (Ed.) *Text Book of Febrile Neutropenia.* Londres, Martin Dunitz, Ltd; 2001, p. 91-109.

ROPKA, M. E., FAAN, R.N. & PADILLA, G. (2007) Assessment of neutropenia related quality of life in a clinical setting *Oncology Nursing Society,* 34, 403-409.

ROY, V., LUBNA, I.A & SELBY, G.B. (2000) Radiografia torácica de rotina para a avaliação de doentes neutropénicos febris após transplante autólogo de células estaminais. *American Journal of Hematology,* 64, 170-174.

RUGO, H. S. (2000) Cancro. In TIERNERY, L. M., MCPHEE, S.J. & PAPADAKIS, M.A. (Ed.) *Current Medical Diagnosis and Treatment.* Nova Iorque, Appleton & Lange.

SANNES, L. J. (2012) Hematological Cancer Therapies: Pipelines, mercados e considerações comerciais. Em INSIGHTPHARMAREPORTS (Ed. Cambridge, Cambridge Healthtech Institute.

SANO, H., KOBAYASHI, R., SUZUKI, D., KISHIMOTO, K., YASUDA, K., & KOBAYASHI, K. (2013) Bacteremia durante a neutropenia é um fator preditivo de infeção fúngica invasiva em crianças. *Pediatrics International,* 55, 145-150.

SCHEINEMANN, K., ETHIER, MC., DUPUIS, LL., RICHARDSON, SE., DOYLE, J., ALLEN, U., & SUNG, L. (2010) Utility of Peripheral Blood Cultures in Bacteremic Pediatric Cancer Patients with A Central Line. *Supportive Care in Cancer,* 18, 913-919.

SCHIMPFF CA. Febre e neutropenia: uma perspetiva histórica In: Rolston KVI, & Rubenstein, E.B., editores. Text Book of Febrile Neutropenia. Londres: Martin Duntiz Ltd; 2001. p. 1-26.

SCHALLIER, D., NEYNSA, B., FONTAINEA, C., VANDE STEENEB, J., DE MEYC, J., MEYSMAND, M. & DE GR'EVEA, J. (2007) A novel triplet regimen with paclitaxel, carboplatin and gemcitabine (PACCAGE) as induction chemotherapy for locally advanced unresectable non-small cell lung cancer (NSCLC). *Lung Cancer,* 56, 247-254.

SCHREIBER, T. D., STEINL, C., ESSL, M., ABELE, H., GEIGER, K., MU" LLER, C.A., AICHER, W.K., & KLEIN, G. (2009) The integrin alpha9beta1 on hematopoietic stem and progenitor cells: Implication in cell adhesion, proliferation and differentiation. *Haematologica,* 94, 1493-1501.

SCURR, M., JUDSON, I. & ROOT, T. (2005) Combination Chemotherapy and Chemotherapy Principles. Em BRIGHTON, D., & WOOD, M. (Ed.) *Cancer Chemotherapy* London, Churchill Livingstone.

SHARMA, A., & LOKESHWAR, N. (2005) Febrile Neutropenia in Haematological Malignancies. *Journal of Postgraduate Medicine,* 51, 42-48.

SITAMVARAM, R. (2005) Gastrointestinal effects IN BRIGHTON, D., & WOOD, M. (Ed.) *The royal marsden hospital handbook of cancer chemotherapy* Churchill Livingstone Elsevier.

STEPHENS, M. (2005) Nausea and vomiting. In BRIGHTON, D., & WOOD, M. (Ed.) *The royal marsden hospital handbook of cancer chemotherapy* Churchill Livingstone, Elsevier.

SVEINBJORNSDOTTIR S, GUDMUNDSSON, S., & BRIEM, H. . Colonização orofaríngea nos idosos. European Journal of Clinical Microbiology Infectious Diseases 1991;10:959-63.

SYLVESTER RK. Infecções em doentes com cancro Lancet. 2003;362:1828-38.

TAMURA, K., MATSUOKA, H., IKEDA, S., MASUDA, M., TSUKADA, J., MATSUISHI, H., IZUMI, Y., SABURI, Y., UIKE, N., OKAMURA, S., KAWANO, F., UTSUNOMIYA, A., SHIBUYA, T., IMAMURA, Y., UOZUMI, K., HAYASHI, M. & GONDOH, H. (2001) A Randomized trial of single versus combination antibiotic therapy for febrile neutropenic patients by kyushu hematology organization for treatment (K-HOT) study group. *Clinical Oncology* 20, resumo 1549.

TALCOTT JA, & RUBENSTEIN, E.B. Initial clinical eveluation and risk assessment of the febrile neutropenic cancer patient. In: ROLSTON KVI, & RUBENSTEIN, E.B., editores. Text Book of Febrile Neutropenia (Livro de Texto sobre Neutropenia Febril). Londres, Martin Dunitz Ltd; 2005. p. 150-65.

TIMMER-BONTE, J. N., DE BOO, T.M., SMIT, H.J., BIESMA, B., WILSCHUT, F.A., CHERAGWANDI, S.A., TERMEER, A., HENSING, C.A., AKKERMANS, J., ADANG, E.M., BOOTSMA, G.P. & TJAN-HEIJNEN, V.C. (2005) Prevenção da neutropenia febril induzida por quimioterapia através de antibióticos profiláticos mais ou menos fator estimulador de colónias de granulócitos no cancro do pulmão de pequenas células: um estudo holandês aleatório de fase III. *Journal of clinical oncology* 23, 7974-7984.

TOMIAK, A. T., YAU, J. C., HUAN, S. D., CRIPPS, M. C., GOEL, R., PERRAULT, D. J., BOURCIER, J. D., PROSSER, I. A., SOLTYS, K. M., EVANS, W. K. & STEWART, D. J. (1994) Duration of intravenous antibiotics for patients with neutropenic fever *Annals of Oncology* 5, 441-445.

URABE, A. (2004) Caraterísticas clínicas do hospedeiro neutropénico: definições e avaliação inicial. *Clinical Infectious Diseases,* 39, 53-55.

UYS, A., RAPOPORT, B. L. & ANDERSON, R. (2004) Febrile neutropenia: a prospective study to validate the multinational association of supportive care of cancer (MASCC) risk-index score. *Support Care Cancer,* 12, 555-560.

VERSTRAETE, M., VRHAEGHE, R., PEERLINCK, K. & BOOGAERTS, M.A. (1997) Haematological disorders. In SPEIGHT, T. M., & HOLFORD, N.H. (Ed.) *A very's Drug Treatment.* Auckland, Adis Press.

VOELKER MD, RUBENSTEIN, L.M., CHRISCHILLES, E.A., CHEN-HARDEE, S.S., LINK, B.K., WRIGHT, K.B., BROOKS, J.M. & DELGADO, D.J. Time to first neutropenia hospitalization during first-course chemotherapy among newly diagnosed non-Hodgkin's lymphoma patients: national SEERmedicare study. Journal of Supportive Oncology. 2004;2:40-1.

VON VIETINGHOFF, S., & LEY, K. (2009) IL-17A controla a produção de IL-17F e mantém a contagem de neutrófilos no sangue de ratinhos. *The Journal of Immunology,* 183, 865-873.

WADE JC. Assessment and management of fever in the neutropenic haematopoietic stem cell transplant patient. In: rolston KVI, & Rubenstein, E.B., editor. Text Book of Febrile Neutropenia. Londres: Martin Dunitz, Ltd; 2001. p. 125-49.

WALKER, R., & EDWARDS, C. (2003) Dados Laboratoriais. In WYNNE, H. A., & EDWARD, C. (Ed.) *Clinical Pharmacy & Therapeutics.* Nova Iorque, Churchill Livingstone.

WANG, Q., CHIANG, E.T., LIM, M., LAI, J., ROGERS, R., JANMEY, P.A., SHEPRO, D., & DOERSCHUK, C.M. (2001) Changes in The Biomechanical Properties of Neutrophils and Endothelial Cells During Adhesion. *Blood,* 97, 660-668.

WARDLEY, A. M., JAYSON, G. C., SWINDELL, R., MORGENSTERN, G. R., CHANG, J., BLOOR, R., FRASER, C. J. & SCARFFE, J. H. (2000) Prospective evaluation of oral mucositis in patients receiving myeloablative conditioning regimens and haemopoietic progenitor rescue. *Hematology,* 110, 292-299.

WEIR-HUGHES, D. (2005) Prefácio. In BRIGHTON, D., & WOOD, M., (Ed.) *The Royal Marsden Hospital Handbook of Cancer Chemotherapy.* Londres, Elsevier / Churchill Livingstone.

WILTINK EHH, & JANKNEGT, R.. Medicamentos antivirais. Pharmaceutisch Weekblad.

1991;13(2):58-69.

WINKLER, I. G., BARBIER, V., WADLEY, R., ZANNETTINO, A.C., WILLIAMS, S., & LE' VESQUE, J.P. (2010) Positioning of bone marrow haematopoietic and stromal cells relative to blood flow in vivo: serum-replenishing haematopoietic stem cells resid in distinct non-perfused niches. *Blood,* 116, 375-385.

WOLFF, D., CULAKOVA, E., PONIEWIERSKI, M.S., LYMAN, G.H., DALE, D.C. & CRAWFORD, J. (2005) Predictors of chemotherapy-induced neutropenia and Its complications : results from a prospective nationwide registry. *Journal of Supportive Oncology,* 3, 24-25.

WOOD, M.J. (1998) Viral infections in neutropenia-current problems and chemotherapeutic control. Journal of Antimicrobial Chemotherapy 1998; 41: 81-93.

WOODFIN, A., VOISIN, M.B., & NOURSHARGH, S. (2010) Recent Developments and Complexidades na transmigração de neutrófilos. *Opinião Atual em Hematologia,* 17, 9-17.

YAMANAKA, T., MATSUMOTO, S., TERAMUKAI, S., ISHIWATA, R., NAGAI, Y. & FUKUSHIMA, M. (2007) Predictive value of chemotherapy-induced neutropenia for the efficacy of oral fluoropyrimidine S-1 in advanced gastric carcinoma. *British Journal of Cancer,* 97, 37-42.

YANO, K., & NAKANO, Y. (1996) Clinical evaluation of monotherapy with cefpirome for infections complicating hematological disorders. *Journal of Infect Chemother,* 2, 75-78.

ZEMBOWER T. Epidemiologia das complicações infecciosas em doentes com cancro. In: Gary AN, editor. Management of infectious complications in cancer patients (Gestão de complicações infecciosas em doentes com cancro). Boston Khwer Academic 1998. p. 33-75.

ZIA RAHMAN G, E., HWEE-YONG, YAP, FRASCHINI, G., BODEY, G. & HORTOBAGVI, G. Chemotherapy-induced neutropenia and fever in patients with metastatic breast carcinoma receiving salvage chemotherapy. Cancer 1997;79:1150-7.

ZINNER SH. Mudança da epidemiologia das infecções em doentes com neutropenia e cancro: enfoque nas bactérias gram-positivas e resistentes Clinical Infectious Diseases. 1999;29(3):490 4.

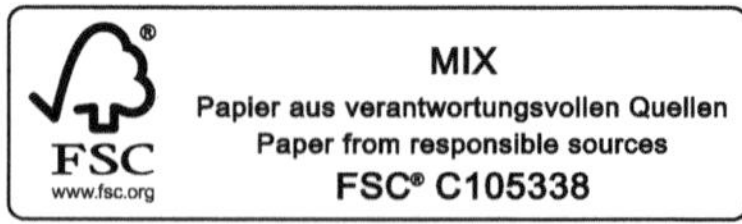

Printed by Books on Demand GmbH, Norderstedt / Germany